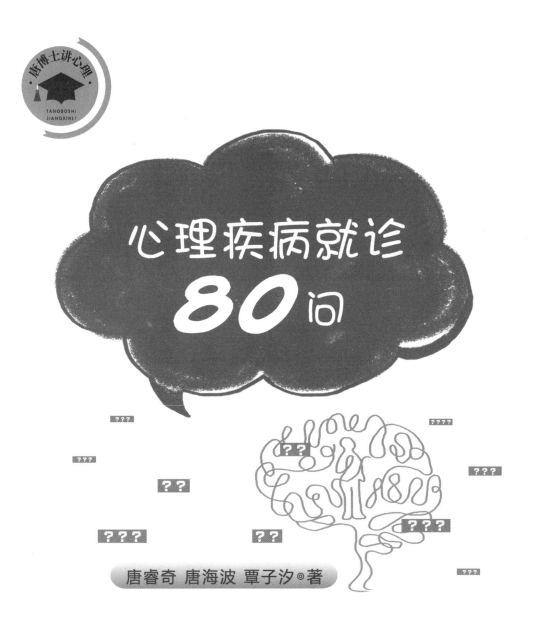

唐博士讲心理
TANGBOSHI
JIANGXINLI

心理疾病就诊
80问

唐睿奇 唐海波 覃子汐◎著

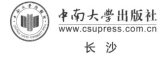

中南大学出版社
www.csupress.com.cn

长 沙

图书在版编目（CIP）数据

心理疾病就诊 80 问／唐睿奇，唐海波，覃子汐著．
长沙：中南大学出版社，2025.1.
ISBN 978-7-5487-6136-5

Ⅰ．R395.2-44

中国国家版本馆 CIP 数据核字第 2025KX5379 号

心理疾病就诊 **80** 问
XINLI JIBING JIUZHEN 80 WEN

唐睿奇　唐海波　覃子汐　著

□出 版 人	林绵优	
□责任编辑	谢金伶	
□责任印制	唐　曦	
□出版发行	中南大学出版社	
	社址：长沙市麓山南路	邮编：410083
	发行科电话：0731-88876770	传真：0731-88710482
□印　　装	湖南省众鑫印务有限公司	

□开　　本	710 mm×1000 mm 1/16	□印张 13.25	□字数 150 千字
□版　　次	2025 年 1 月第 1 版		□印次 2025 年 1 月第 1 次印刷
□书　　号	ISBN 978-7-5487-6136-5		
□定　　价	45.00 元		

前言
Preface

　　在当今社会，大学生作为国家的未来和希望，其心理健康问题受到了前所未有的关注。随着社会竞争的加剧和生活节奏的加快，大学生面临的心理压力越来越大，心理健康问题日益凸显。根据中国科学院心理研究所发布的《2022年中国国民心理健康报告》，大学生中抑郁和焦虑风险的检出率分别约为21.48%和45.28%。另一项发表在《心理学前沿》的研究调查了全国43个城市、23所大学，共计大约10万名大学生的心理健康状态，平均的心理障碍患病率为22.8%。这一数据令人警醒，它揭示了大学生群体中心理健康问题的普遍性和严重性。学业压力、就业前景、人际关系、自我认知等多重因素交织，使得大学生的心理健康问题愈发复杂。

　　虽然数据令人触目惊心，但是能去医院就诊寻求专业帮助的学生却寥寥无几。笔者在医院门诊工作数年后发现主要原因在于以下几个方面：首先，最常见的是心理疾病的病耻感较大，社会对精神障碍的污名化使得大学生担心被贴上标签，害怕被歧视和排斥，这种病耻感是阻碍他们寻求帮助的重要因素。其次，学生的精神卫生知识不够，许多学生对自己的心理疾病没有正确的意识和认知，缺乏对心理健康问题的基本了解，导致他们未能意识到自己需要专业的帮助，一些学生可能没有意识到自己的心理问题已经达到了需要专业治疗的程度，或者他们可能认为自己能够独立处理这些问题。最后，怕麻烦，学生及家属对精神心理科的就诊流程不熟悉、不了解，以为治疗费用较高或检查较多，导致有时学生症状已经很严重了，也不愿去医院检查。

本书意在科普精神心理科的具体就诊流程，从八个板块具体讲述关于就诊、治疗、休学、复学相关问题，消除学生及家属的恐惧感。笔者长期从事门诊工作，与学生、家属、学校辅导员交流较多，故精心挑选了最容易被询问的 80 个问题解答。本书根据笔者门诊经验以及最新的《中华人民共和国精神卫生法》内容进行编辑，希望能为学生、家属提供帮助，也希望学校辅导员在遇到特殊情况不知如何处理时能在本书中寻找到答案。

感谢您对本书的信任，对于学生及家属，笔者期待读者在参考此书后能获得自己想要的信息，得到专业的帮助；对于老师或辅导员，愿这本书成为他们教育旅程中的一盏明灯，照亮前进的道路。若此书有遗漏或不足，欢迎读者指导。

唐睿奇　唐海波　覃子汐

2024 年 12 月

目录
Contents

第一章

心理疾病的识别与紧急处理

Q1.

学生在什么情况下需要去精神心理科就诊?

在学生的成长道路上，他们可能会遇到各种挑战和压力，有时这些心理负担可能变得难以独自承受。当学生出现以下情况时，可能需要考虑寻求精神心理科的专业帮助。

(1)遭遇重大生活变故：如学业挫折、家庭矛盾、亲人去世等，这些情况可能导致他们感到极度痛苦和不安。

(2)人际关系紧张：与朋友、家属或老师的关系问题可能会给他们带来巨大的心理压力。

(3)情绪持续低落：长时间情绪低落、兴趣丧失或感到绝望，可能预示着抑郁症等情绪障碍。

(4)睡眠和饮食问题：持续的失眠、食欲变化等可能是心理健康问题的外在表现。

(5)感到孤独和空虚：如长期的孤独感和生活无意义感，可能需要专业的心理支持。

(6)长期压力过大：长期的学业或生活压力可能导致心理健康状况恶化。

(7)社会功能受损：当日常学习、工作或社交活动受到严重影响时，可能是心理健康出现问题的迹象。

（8）敏感多疑或行为异常：无端的猜疑、幻听或被害妄想可能指向精神障碍。

（9）异常兴奋和多话：无缘无故的兴奋、多话和精力过剩可能是躁狂症的表现。

（10）自杀行为或倾向：任何形式的自伤或自杀行为都是紧急情况，需要立即寻求专业帮助。

在这些情况下，学生和家长应该勇敢地迈出寻求帮助的第一步。精神心理科医生不仅能够提供专业的治疗，还能帮助学生及其家属找到应对策略，共同面对挑战。

面对心理健康的挑战，学生并不是孤独的。家长、老师和社会各界的支持与理解是他们康复之路上的重要力量。当学生出现上述情况时，及时寻求精神心理科医生的帮助，是对自己负责任的表现，也是通往康复和成长的重要一步。

Q2.

青少年较为常见的心理问题有哪些？

青少年时期是一个充满变化和挑战的时期，这个时期的个体在生理、心理和社会层面都经历着快速的发展。在这个阶段，青少年可能会遇到各种心理健康问题，这些问题如果得不到及时的关注和适当的干预，可能会对他们的未来发展产生长远的影响。以下是青少年中较为常见的一些心理疾病。

（1）焦虑症：这类情绪障碍可能会导致青少年经历包括恐慌或过度担忧在内的焦虑症状，这些症状可能会干扰他们的日常生活和学习。

（2）抑郁症：这是一种情绪障碍，表现为持续的悲伤、兴趣丧失和自我价值感下降，严重时可能导致自杀行为。

（3）双相情感障碍：这是一种涉及情绪极端波动的疾病，患者会经历躁狂期和抑郁期。这些极端的情绪变化会对他们的社交和学业造成重大影响。

（4）注意缺陷多动障碍（ADHD）：这种常见的儿童期疾病可能会持续到青少年时期，表现为注意力不集中、过度活跃和冲动行为。

（5）品行障碍：这类障碍涉及破坏性或挑战性行为，可能会影响青少年的人际关系和学业表现。

(6)精神病性症状：在青少年后期或成年早期出现的精神病性症状，如幻觉和妄想，可能会严重影响患者的日常生活和社会功能。

(7)应激相关障碍：这类障碍与个体经历的创伤性或压力性事件有关，如自然灾害、暴力事件或严重事故。这些事件可能导致青少年出现创伤后应激障碍(PTSD)、急性应激障碍(ASD)或适应性障碍，影响他们的情绪调节和日常功能。

促进青少年的心理健康，重要的是及时地识别、干预和治疗。家庭、学校和社区的支持对于青少年成功应对这些挑战至关重要。通过提供适当的资源和关怀，我们可以为青少年创造一个更加健康和支持性的成长环境。

Q3.

学生自杀风险如何评估？

自杀是一个严重的公共健康问题，尤其是在学生群体中。自杀风险的评估是一个复杂但至关重要的过程，它涉及对个体心理状态、行为模式以及环境因素的综合考量。

关于自杀风险评估，我们要先了解评估的内容，即究竟从哪几个方面才能更加准确地了解目前学生的自杀风险大小。第一是学生的自杀想法。了解学生是否有自杀的念头，这些念头的频率、强度，以及是否有具体的自杀计划。这可以通过直接询问或使用标准化的心理评估量表来获得。第二是学生的心理健康状况。评估学生是否存在抑郁症、焦虑症、物质滥用等精神障碍，这些疾病与自杀风险密切相关；生活的压力和应激事件也是自杀的高危因素，所以需要了解学生是否经历了重大的生活变化或压力，如家庭变故、学业压力、人际关系问题等；当学生的社会支持不足时，抑郁症状会更加明显，评估学生的家庭成员、朋友和老师等社会支持网络的状况，缺乏社会支持是自杀的一个危险因素。第三是学生既往是否有自杀行为。了解既往的自杀行为是未来自杀风险的重要预测因素。

了解从哪些方面评估后，我们还需要了解一下评估的方法。

(1)标准化心理评估量表测评：使用如贝克绝望量表、贝克自杀意念量表等标准化工具进行评估。

(2)临床访谈：通过与学生的面对面交谈，了解他们的心理状态和自杀想法的具体内容。

(3)观察和报告：老师和家长的观察报告，以及同学的反馈，可以提供有关学生行为和情绪变化的重要信息。

(4)完善学校心理健康服务：学校应建立心理健康服务系统，定期为学生提供心理健康测评，并建立心理健康档案。

通过上述讨论，可以了解到学生自杀风险评估的内容以及实施评估的具体方法。然而，评估本身并不是最终目的，关键在于如何采取有效的预防措施来保护学生免受自杀风险的威胁。

Q4.

对存在自杀行为或自杀风险的学生该如何干预?

在校园中,学生的心理健康问题日益受到关注,尤其是对那些有自杀风险的学生。自杀是一个严重的社会问题,对家庭、学校乃至整个社会都会造成深远影响。当学生真的出现自杀行为或存在自杀风险时,学校该如何干预是一个棘手的问题。

一旦发现学生有自杀行为,应立即采取行动,寻求专业的帮助,联系学校的心理辅导员、医生或专业的心理健康服务机构。此时一定要及时将其送往医院,一方面检查伤情,另一方面需要做心理检查。《中华人民共和国精神卫生法》第三十条第二款规定:"诊断结论、病情评估表明,就诊者为严重精神障碍患者并有下列情形之一的,应当对其实施住院治疗:(一)已经发生伤害自身的行为,或者有伤害自身的危险的;(二)已经发生危害他人安全的行为,或者有危害他人安全的危险的。"这一规定旨在保护患者及公众的安全。

如果自杀行为暂未发生,但学生有强烈的自杀意愿时,老师需要先和学生建立信任关系,让他们感到被理解和支持,并注意倾听,避免批评或轻视他们的感受。在沟通中评估学生的自杀风险,包括自杀想法的强度、计划的详细程度以及既往是否有自杀行为。在学生情绪平稳后与学生一起制订一个安全计划，包括紧急联系人、应对策略和支持网络。之后一定要定期跟进学生的情况，提供持续的关心和支持。同时为所有学生、家长和教师提供有关自杀预防的教育和培训，提高他们对自杀风险的认识和应对能力。

　　面对有自杀风险的学生，我们需要采取积极的识别、支持和干预措施。通过建立信任关系、提供专业帮助和持续的支持，我们可以为这些学生提供必要的关怀和帮助。同时，学校和社会应建立更广泛的预防机制，共同营造一个健康、安全和支持性的学习与生活环境。

Q5.

心理疾病学生不配合学校怎么办?

有一部分患有心理疾病的学生性格比较敏感,疾病造成的自卑让他们不愿与老师谈论自身疾病,更有甚者拒绝别人的帮助,固执地认为别人的好意只是施舍,因此学生病情可能会逐步恶化。面对患有心理疾病的学生不配合学校的情况,学校需要采取一系列综合性措施,以确保学生的心理健康和安全。

第一,学校需要与学生及其家长建立良好的沟通渠道。这包括定期的家长会、家校联系本、信件等方式,让家长了解学生在学校的表现和需要关注的事项;同时,利用现代通信工具,建立家校沟通群,方便双方随时交流学生的情况。

第二,学校应建立心理健康服务系统,及时为学生提供心理咨询和支持。这包括建立专兼职心理健康教育师资队伍,严格选拔专精尖专职教师,选好配强兼职教师,通过专业、系统的培养培训,打造一支有水平、能投入、够稳定的咨询队伍。高校按师生比例不低于1∶4000配备专职心理健康教育教师,且每校至少配备2名;中小学每校至少配备1名专(兼)职心理健康教育教师。

第三,学校应开设心理健康相关课程,结合学生发展需要,分层分类开展心理健康教学，帮助学生掌握心理健康知识和技能，树立自助、求助意识。

第四，学校要定期开展学生心理健康测评，建立"一生一策"心理健康档案。这有助于在早期发现学生的心理问题。

第五，学校应建立心理危机预警和干预体系，当学生的心理问题较严重时，可及时发现并干预。这包括对遭遇突发心理危机学生的干预措施、对有自杀倾向学生的干预措施，以及对实施自杀行为学生的干预措施。面对有些学生不太配合学校工作的情况，在需要强制干预的时候，学校应及时转介到专业的精神卫生机构进行进一步的诊断和治疗，必要时一定要住院治疗，一时的犹豫不决可能会导致学生实施自杀行为。

通过这些策略，学校可以为有心理疾病的学生提供一个支持性的环境，并及时干预以防止悲剧的发生。有一点要记住，每个学生的情况都是独特的，因此需要个性化的关怀和专业的支持。

Q6.

家长不配合学校怎么办?

因为文化差异,有个别家长对于精神疾病的了解不足。传统观念让这一部分家长认为心理疾病只是学生想多了,过于脆弱,学习才是学生的唯一任务。学校难以与这一部分家长沟通。他们不愿配合学校工作,在学生病情严重时拒绝让学生接受治疗,甚至拒绝来学校看望学生。所以对于这一部分家长,学校需要采取一系列措施,以确保学生的心理健康和安全。

首先,并不是所有家长都不讲理,学校需要理解家长可能面临的顾虑和挑战。心理疾病的污名化、对治疗的误解、经济压力和时间限制都可能影响家长的合作意愿。因此,建立信任和理解是促进家校合作的第一步。在初期,学校应提供心理健康教育和培训,帮助家长了解心理疾病的基本知识,包括症状、治疗方法和预防措施。这样可以帮助家长消除对心理疾病的误解和恐惧,增强他们对孩子疾病的理解和接受度。并且学校需要向家长强调家校合作的重要性,让家长明白他们的参与对孩子康复的积极影响。学校可以通过举办家长学校课、组织活动邀请家长参与、提供家庭教育指导服务,来增强家长的参与意识和合作意愿。

其次，学校应积极联合社区、医院、妇联等相关部门，为学生心理健康发展争取社会支持。例如，促进建设有利于学生成长的社区环境；联合医院开展心理健康知识宣传，提升学生和家长对心理疾病的预防、识别能力。

和很固执的家长如何沟通呢？在与这部分家长交谈时，学校应采用积极的沟通策略，如外化问题、建立利益共同体、运用积极语言为家长赋能。这些策略可以帮助家长从问题中抽离出来，减少家校之间的对立和指责，增强合作解决问题的意愿。

但是有极少数家长，明明知道学生的问题，却故意逃避责任，拒绝配合学校。《中华人民共和国刑法》第二百六十一条规定："对于年老、年幼、患病或者其他没有独立生活能力的人，负有扶养义务而拒绝扶养，情节恶劣的，处五年以下有期徒刑、拘役或者管制。"这意味着，如果心理疾病患者的监护人遗弃患者，情节恶劣，可能构成遗弃罪，需要承担相应的刑事责任。患病学生显然属于没有独立生活能力的人，需要监护人的扶养。在医生确诊学生存在心理疾病后，学校可以通过法律途径要求监护人来校。

面对心理疾病学生家长不配合学校工作的情况，学校需要采取多方面的策略来促进家校合作。通过建立信任、提供教育、强调合作的重要性和提供灵活的支持，学校可以帮助家长克服顾虑，共同为学生创造充满支持性和包容性的学习、康复条件。

Q7.

学生急性抑郁发作怎么办?

　　学生在校期间抑郁发作是一种风险较大的突发状况。其实在临床中，抑郁发作大部分是有前驱期的，抑郁表现会由轻至重，除非应激障碍这一类急性发作的心理疾病。学生抑郁发作会出现一些前期表现。学生有症状后，学生家长应及时将其送往医院就诊，这样可以尽可能地避免出现严重后果。但是大学生群体有些特殊，因其长期不在家长身边，家长无法得知孩子的具体心理状况，有一些存在抑郁倾向的学生会因害怕家长不理解或者不愿让家长担心而故意隐瞒自己的病情，导致出现抑郁发作的情况。

　　碰到这种情况，我们可以对患者进行分类：一类为存在明显消极言语，无法正常上课，但暂未出现风险行为的学生；另一类为已经出现过自伤、自杀、出走行为的学生。不管哪一类学生，首先要通知家长。学生家长需对自己孩子的心理状况知情，并且尽快赶往学校。对于前一类学生，一定要有旁人的监护，时刻观察学生的行为，防止学生产生轻生的想法，避免学生接触危险物品。这个任务可以由学生的室友或者要好的朋友来完成。如果家长可以尽快赶往学校的话，要求家长带学生到医院就诊，接受治疗。对于后一类学生，当务之急是将学生送往医院，一方面是检查学生伤势（存在自杀、自残行为），另一方面是需要医生进行紧急干预处理，取得家长同意后可考虑是否住院治疗。如果家长不愿配合、蛮横无理的话，那么家长就违反了《学生伤害事故处理办法》第七条的规定："未成年学生的父母或者其他监护人应当依法履行监护职责，配合学校对学生进行安全教育、管理和保护工作。"而且《学生伤害事故处理办法》第十二条也规定学生自杀、自伤的，学校已履行了相应职责，行为并无不当的，无法律责任。所以家长应该配合学校工作。

　　紧急处理抑郁发作可以有效降低学生出现极端行为的风险，早识别，早治疗，早康复，让学生远离风险，快乐成长。

Q8.

在什么情况下心理疾病患者可强制送医?

　　心理疾病患者的强制送医是一个复杂且敏感的话题,涉及法律、伦理和社会多个层面。在中国,关于心理疾病患者强制送医的法律规定主要体现在《中华人民共和国精神卫生法》和《中华人民共和国刑法》中。在法律的允许下,必要的强制送医是保护患者的优先选择。

　　我们首先要知道,《中华人民共和国精神卫生法》第三十条第一款规定,精神障碍的住院治疗实行自愿原则。但是对于严重精神障碍患者,如果已经发生伤害自身的行为或有伤害自身的危险,或者已经发生危害他人安全的行为或有危害他人安全的危险,应当对其实施住院治疗。此外,如果精神障碍患者有伤害自身或他人的行为或危险,而患者或其监护人对需要住院治疗的诊断结论有异议,不同意对患者实施住院治疗的,可以要求再次诊断和鉴定。如果再次诊断结论或鉴定报告表明患者确实需要住院治疗,且存在上述危害行为或危险,医疗机构可以由公安机关协助对患者实施住院治疗。

　　《中华人民共和国刑法》第十八条对精神病患者的责任能力进行了规定。如果精神病患者在不能辨认或控制自己行为时造成危害结果,经法定程序鉴定确认后,虽然不负刑事责任,但是应当责令其家属或监护人严加看管和医疗；在必要时，应当采取强制医疗措施。

关于强制医疗的整个过程，《中华人民共和国刑事诉讼法》规定了强制医疗的程序。如果精神病患者符合强制医疗条件，由人民法院决定是否进行强制医疗。公安机关发现精神病患者符合强制医疗条件的，应出具强制医疗意见书，并移送人民检察院。人民检察院在审查过程中，如果认为精神病患者符合强制医疗条件，应向人民法院提出强制医疗的申请。特此注意，如真的申请了强制医疗，则等于已经在当地公安机关做了登记，标明为精神病患者。

强制送医是一种严肃的法律行为，必须在确保患者权益的同时，保护社会公共安全。只有在法律规定的条件下，经过严格的程序，才能对心理疾病患者实施强制送医。这要求医疗机构、法律机构和社会各界共同努力，确保在尊重患者人权的基础上，采取适当的医疗干预措施。

Q9.

心理疾病学生不愿休学怎么办?

休学永远是一个沉重的话题,特别是在患有心理疾病的学生身上。疾病带来的病耻感、休学后带来的无用感,会让学生的心灵受到创伤。因为各方面原因,有些学生是不愿意休学回家的,但是学校繁重的课业又让学生力不从心,处于危机的边缘。面对心理疾病学生不愿休学的挑战,学校需要采取一系列细致且富有同理心的措施,以确保学生的权益和教育的连续性。

我们要先了解学生不愿休学的顾虑有哪些。在笔者工作中,碰到的原因有不愿回家面对父母的,有不想让别人知道自己存在心理疾病的,但是最多的还是学业方面的原因。学校需要理解学生可能面临的顾虑。心理疾病学生可能担心休学会影响他们的学业进度、社交关系和未来机会。因此,建立信任和理解是促进学生合作的第一步。学校应提供专业的心理支持,帮助学生应对他们的疾病。这包括定期的心理咨询、行为疗法和其他经过验证的干预措施。通过专业知识、个案研讨、资深老师的经验传授等方式加强学校老师辨识高危险学生、认识心理疾病,以及掌握转介、咨询流程等技能。

治疗是重新回到校园的重要过程。学校需要向学生和家长强调治疗的重要性，让他们明白及时和适当地进行治疗对于学生的长期健康和成功至关重要。同时，学校可以提供关于心理疾病的教育，帮助学生和家长减少对这些疾病的误解和恐惧。

在学习方面，学校可以提供灵活的学习安排，如调整课程负担、提供在线学习选项或允许学生在家学习，以减轻学生的压力。这样，学生可以在继续学业的同时接受必要的治疗。学校应与家长紧密合作，共同制订支持学生的计划。家长的参与对于确保学生获得必要的支持和治疗至关重要。学校可以提供资源和信息，帮助家长更好地理解和支持他们的孩子。

在特殊情况下，如果学生的健康状况对他们自己或他人构成危险，学校可能需要参考法律和政策的指导。《中华人民共和国精神卫生法》第三十条规定，严重精神障碍患者若已经发生或有伤害自身的行为，或者已经发生或有危害他人安全的行为，应当对其实施住院治疗。

面对心理疾病学生不愿休学的挑战，学校需要采取多方面的策略来支持学生。通过提供专业的心理支持、强调治疗的重要性、灵活的学习安排、家校合作以及必要时参考法律和政策的指导，学校可以帮助学生消除他们的顾虑，确保他们的健康和教育得到妥善处理。重要的是，每个学生的情况都是独特的，因此需要个性化的关怀和专业的支持。

Q10.

学校是否对风险行为承担责任？

　　在处理心理疾病学生在校自伤、自杀的情况时，学校是否承担责任是一个复杂的问题，涉及法律责任、伦理道德和社会责任等多个层面。根据《中华人民共和国精神卫生法》和《中华人民共和国民法典》等相关法律法规，我们可以对这一问题进行深入分析。

　　《中华人民共和国精神卫生法》第三十条规定，精神障碍的住院治疗实行自愿原则，但对于严重精神障碍患者，如果已经发生或有伤害自身的行为，或者已经发生或有危害他人安全的行为，应当对其实施住院治疗。此外，《中华人民共和国民法典》第一千二百条明确指出，限制民事行为能力人在学校或者其他教育机构学习、生活期间受到人身损害，学校或者其他教育机构未尽到教育、管理职责的，应当承担责任。

　　学校在面对心理疾病学生时，需要尽到合理的注意保护义务。这包括但不限于：①学校应提供适当的心理健康教育，对教职工进行精神卫生知识培训，以提高他们识别和应对学生心理问题的能力。②学校应建立健全心理危机预防和干预机制，包括定期的心理筛查、心理咨询和危机干预服务。③学校应提供一个安全的学习环境，包括物理安全措施，如防护栏等，以降低学生自伤的风险。④学校应与家长保持密切沟通，共同关注学生的心理健康，并在必要时寻求专业医疗机构的帮助。

根据《学生伤害事故处理办法》第十二条，如果学校已履行了相应职责，行为并无不当，那么在学校发生的学生自杀、自伤事故，学校无法律责任。这意味着，如果学校能够证明其已经尽到了上述的教育、管理和保护职责，且没有明显的过错或疏忽，那么在学生自伤或自杀的情况下，学校不需要承担法律责任。

心理疾病学生在校自伤、自杀是一个严重的社会问题，需要学校、家庭和社会共同努力来预防和应对。学校在这一过程中承担着重要的责任，但这种责任并不是无限的。只有在学校未尽到合理的教育、管理和保护职责时，才可能需要承担相应的法律责任。因此，学校应加强心理健康教育和服务，提高应对学生心理危机的能力，同时也需要家长和社会的理解和支持，共同为学生的健康成长创造一个良好的环境。

第二章

心理疾病就诊前的
相关准备

Q11.

精神心理科就诊需要做好什么准备?

在面对心理健康问题时,寻求专业的帮助是恢复过程中的重要一步。如果患者正考虑去精神心理科就诊,了解需要准备的内容可以减轻焦虑并确保患者获得最佳的医疗服务。此外,大型医院一般就诊人数较多,提前准备还可以有效地节省患者和医生的时间,并可以得到更准确的诊断。以下是一份详尽的准备清单,能帮助患者为精神心理科就诊做好充分准备。

(1)个人和家族病史:包括患者过去的所有健康问题,特别是心理健康问题、药物或乙醇使用情况、头部受伤情况。心理健康问题在很多情况下具有遗传倾向,因此了解家族中是否有其他成员也曾面临类似问题是非常重要的。

(2)目前的症状和体验:详细记录患者目前的症状,包括它们的频率、强度和持续时间。记录患者的情绪变化,如感到悲伤、焦虑、愤怒或兴奋的频率和持续时间。描述患者的睡眠模式,包括入睡困难、夜间醒来或早醒等。

(3)药物和治疗历史:列出患者目前正在服用的所有药物,包括处方药、非处方药、维生素和补充剂。如果患者曾经接受过心理健康治疗，包括心理治疗或药物治疗，一并提供相关信息。

(4) 日常生活和工作情况：描述患者的工作或学习情况，以及患者在这方面遇到的任何挑战。提供关于患者的家庭、朋友和社交活动的信息，以及患者在这些关系中的感受。

(5) 心理准备：保持开放的心态，准备好与医生讨论患者的担忧和感受。理解治疗过程可能需要时间，而且可能需要多次就诊才能找到最适合患者的治疗方法。

精神心理科就诊是改善心理健康的重要步骤。通过上述准备，患者将能够更有效地与医生沟通，从而获得更准确的诊断和更有效的治疗计划。记住，患者不是一个人在战斗，专业的帮助和支持就在患者的身边。

Q12.

什么是心理咨询的自愿原则?

心理咨询作为一种专业的助人活动,其有效性很大程度上取决于咨询双方的合作。在心理咨询中,自愿原则是一条基本的伦理准则,它强调来访者有权利选择是否接受心理咨询以及如何进行咨询。

从定义上来说,自愿原则是指个体在完全了解可能的结果和风险后,自愿选择接受或拒绝某种服务的行为。在心理咨询中,这意味着来访者有权决定是否开始咨询、在咨询过程中的参与程度以及何时结束咨询。咨询师应尊重来访者的这一权利,并在咨询过程中始终维护其自主性。

自愿原则是咨询前期最重要的一部分,因为它体现了对个体自主权的尊重。每个人都有权根据自己的价值观和偏好做出决策,即使这些决策可能与他人的建议或社会规范不一致。当来访者自愿参与咨询时,他们更有可能投入咨询过程,这有助于建立更好的咨询关系,提高咨询效果。在某些情况下,来访者可能因为外部压力(如家庭、学校或工作场所的要求)而被迫接受咨询。自愿原则有助于保护来访者的权益,避免咨询变成一种惩罚或控制手段。遵循自愿原则是心理咨询伦理实践的重要组成部分。它要求咨询师在尊重来访者自主权的同时,也要考虑到他们的权益和安全。

　　自愿原则是心理咨询中的一条核心伦理准则，它强调了对来访者自主权的尊重和保护。通过遵循自愿原则，咨询师可以促进来访者的积极参与，提高咨询效果，同时维护咨询师的专业伦理。在实践中，咨询师应始终关注来访者的意愿，尊重他们的选择，并在必要时提供支持和帮助。通过这种方式，心理咨询可以成为促进个体成长和发展的有效工具。

Q13.

心理疾病学生监护人的定义是什么?

在我们的认知中,"监护人"三个字好像就是代指自己的父母,关于监护人的职责也无非管理孩子。但在心理疾病学生家庭中,监护人的定义以及职责就不完全一样了,需要肩负的责任多了很多。心理疾病学生可能由于其疾病的特殊性,需要额外的关注和支持。监护人在这一过程中扮演着至关重要的角色。

根据《中华人民共和国民法典》的规定,监护人是指对无民事行为能力人或限制民事行为能力人的人身、财产和其他一切合法权益负有监督和保护责任的人。对于心理疾病学生而言,监护人通常是其父母、配偶或其他近亲属,也可能是其他愿意担任监护人的个人或组织,但须经被监护人住所地的居民委员会、村民委员会或民政部门同意。

监护人首先就得保护心理疾病学生的合法权益,包括防止歧视、虐待和非法限制其人身自由。在生活上需妥善看护未住院治疗的学生,按照医嘱督促其按时服药、接受随访或治疗。而且在治疗的基础上应协助学生进行生活自理能力和社会适应能力等方面的康复训练。在必要时,监护人需要代理学生进行民事活动,如办理住院手续、签署知情同意书等。对于学生所在的学校,监护人应与学校合作,共同关注和促进学生的心理健康和学业进展。

心理疾病学生的监护人是其教育和治疗过程中的重要参与者。他们通过履行监护职责，在保护学生的合法权益，支持学生康复和教育的过程中，发挥着至关重要的作用。学校、医疗机构以及社会各界应与监护人紧密合作，共同为心理疾病学生创造一个具有支持性和包容性的环境。通过这些努力，可以帮助学生克服疾病带来的挑战，使其更好地融入社会。

Q14.

精神心理科就诊如何做好心理准备？

　　面对心理疾病的诊断和治疗，心理准备是至关重要的一步。它不仅能够帮助患者更有效地与医生沟通，还能减轻焦虑和恐惧，提高治疗的依从性和效果。

　　患者要先改善自己的认知。患有心理疾病不是天塌了，了解心理疾病只是一种健康问题，就像糖尿病或心脏病一样，是可以通过适当的治疗得到改善的。消除对心理疾病的误解和污名化，可以帮助患者更平和地接受治疗。治疗心理疾病可能需要时间，不同的治疗方案对不同的人效果各异。建立现实的期望，理解治疗可能是一个逐步的过程，可以减少因快速见效的期待而产生的挫败感。在就诊过程中，可能会经历各种情绪反应，如焦虑、恐惧、羞愧或愤怒。这些都是正常的，患者应允许自己体验这些情绪，并学会以健康的方式表达和管理它们。

　　患者在就诊前，应与信任的家属或朋友分享自己的感受和担忧。他们的支持和理解可以为患者提供额外的勇气和安慰。当然，患者也可以考虑加入支持小组，与其他有相似经历的人交流。如果就诊等待时间较长，患者可以列出想向医生咨询的问题，这可以帮助患者在就诊时保持专注，并确保获得所有需要的信息。问题可以包括诊断过程、治疗方案、可能的不良反应等。

就诊后积极的自我对话可以提高自信，减轻焦虑。尝试使用自我肯定的语句，如"我值得得到帮助"或"我有能力应对这一挑战"。患者应掌握一些放松技巧，如深呼吸、冥想或渐进性肌肉放松，这些可以在就诊前帮助患者放松身心，减轻紧张感。如果在咨询师处咨询的患者就诊前感到极度焦虑或不确定如何准备，可以考虑在正式就诊前寻求咨询师的帮助。他们可以提供专业的指导和支持。

做好心理准备是心理疾病治疗成功的关键一步。通过正确认识疾病、建立现实的期望、准备面对情绪反应、寻求支持、准备问题清单、练习自我肯定、学习放松技巧、保持灵活性以及考虑专业咨询，患者可以更好地应对就诊过程中可能遇到的挑战。记住，寻求帮助是勇敢的表现，患者并不孤单。

Q15.

就诊前需要携带什么物品?

心理疾病就诊时,携带一些关键物品可以帮助医生更全面地了解患者的情况,从而提供更准确的诊断和治疗方案。

最重要的就是身份证件,医院通常需要登记患者信息。如果有医保卡,也要携带好,方便医保报销。如果患者之前做过任何心理评估或测试,带上相关结果资料。如果既往在其他地方有过就诊记录,也需要携带相关资料,包括之前的诊断报告、治疗记录和药物清单。列出目前正在使用的所有药物,包括处方药、非处方药和补充剂。有过敏史的也需要第一时间向医生告知。如果病情存在明显波动,有住院的可能性的话,可以携带牙刷、牙膏、毛巾等个人卫生用品。还可以带上笔记本和笔,以便在咨询过程中记录重要信息和医生的建议。

准备这些物品有助于确保心理疾病就诊过程顺利进行。记住,与医生的沟通是成功治疗的关键,因此确保患者提供了所有必要的信息,以便医生能够为患者提供最佳的治疗方案。通过充分的准备,患者可以更加自信和安心地面对就诊过程,迈向康复之路。

Q16.

心理疾病患者该如何描述自己的病情？

　　患者第一次就诊时容易出现紧张的情绪，这个时候的描述很可能不准确，但是准确描述病情对于心理疾病的诊断和治疗至关重要。患者提供的信息越详细，医生就越能做出准确的诊断并制订有效的治疗计划。那么患者应该怎么描述自己的病情呢？

　　如果是患者本人就诊，那一定要使用第一人称，如"我感觉……"或"我经历……"等，可以帮助医生直接了解患者的感受和体验。然后详细描述自己的症状，包括：①性质。症状是情绪低落、焦虑、幻觉还是其他什么感觉？②强度。症状有多严重？轻微、中等还是严重？③频率。症状是持续存在还是时有时无？如果是时有时无，多久发生一次？④持续时间。每个症状持续多久？是几分钟、几小时还是几天？⑤如果有生活原因导致情绪波动，则提及任何可能与自己的症状相关的重大生活事件或压力，如亲人去世、工作变动、家庭冲突等。

　　患者给出具体的例子可以帮助医生更好地理解患者的症状。例如，描述一次情绪爆发的具体情况，包括发生的时间、地点、可能的触发因素、患者的感受以及它是如何影响患者的。说明症状对患者的日常生活、工作、学习和人际关系的影响。比如，症状是否影响了患者的睡眠、食欲、注意力或记忆力？

如果以前治疗过，那需要描述症状有无任何变化，比如变得更好或更糟，哪些药物效果较好。患者在描述完自己的病情后，询问医生对自己症状的看法，倾听他们的解释和建议。在自诉的过程中，应诚实地描述自己的症状和感受，即使它们可能令人尴尬或不舒服。医生是专业人士，他们的目的是帮助患者，而不是评判患者。

描述心理疾病的病情可能是一件具有挑战性的事情，但通过详细、具体和诚实地表达自己的症状和感受，患者可以为医生提供宝贵的信息，帮助他们做出准确的诊断，从而提供有效的治疗。记住，患者不是一个人在战斗，医生、家属和朋友都在那里支持自己。通过有效的沟通，患者可以获得更好的理解和帮助，迈向康复之路。

Q17.

就医等待时病情发作怎么办？

　　前文中我们讨论过就医前如何调整心态，但是对于病情较为严重的患者来说，等待时过于煎熬，焦虑的内心无法得到调和，严重的时候就会有病情发作的表现。这可能会给患者及其家属带来极大的焦虑和无助感。在这种情况下，及时识别、冷静应对和正确的处理措施至关重要。

　　当出现病情发作时，家属和在场的人员需要保持冷静。在紧急情况下，保持冷静是最重要的。不要惊慌失措，要有清晰的思维和决策能力。这时要仔细观察患者的身体状况和行为变化，注意患者是否有自伤或伤害他人的迹象，如言语混乱、自伤行为、过度激动或攻击性行为，评估患者的风险水平。如果患者对自己或他人构成威胁，或者他们的行为变得极其不稳定和危险，则需要立即寻求医疗专业人员或当地警察的帮助。

　　如果当时患者只是过于紧张，则尝试与患者建立沟通，了解其内心状态。询问他们的感受并使其敞开心扉，可以帮助医生更好地确定患者是否处于紧急情况。同时，尽量保持冷静和耐心，给予他们支持和理解，避免加剧紧急情况。

如果患者出现自伤或攻击行为，应采取保护性措施。这可能包括将患者与潜在的危险物品隔离，如刀具或其他尖锐物品，并尽量安抚患者的情绪。这时候可以找导诊帮忙，优先安排此类患者就诊。

在就诊前，为应对此类紧急情况，建议家属和患者可以共同制订一个心理健康应急计划。患者可以提前告知陪同人员，既往出现病情复发自己是如何平静下来的，如到外面吹吹风、听听歌之类的方式，有助于陪同人员在患者病情发作时可以第一时间帮忙。

在心理疾病就诊等待期间，如果患者出现病情发作，迅速、冷静和有效的应对是至关重要的。通过保持冷静、观察患者状况、评估风险、建立沟通、采取保护性措施、寻求紧急医疗帮助、制订应急计划以及了解患者的正常表现，医生可以为患者提供最佳的支持和保护。记住，及时的专业医疗干预对于患者的安全和康复至关重要。

Q18.

心理疾病患者家属无法陪同就诊怎么办？

对于心理疾病患者来说，就诊过程中家属的陪伴是非常重要的。家属可以提供支持，帮助患者与医生沟通，并在治疗过程中起到监督和协助的作用。然而，在某些情况下，家属可能因为各种原因无法陪同患者就诊。这个时候该怎么办呢？

如果患者是学生，没有家属陪同的情况下，学校确保学生的安全是最重要的，一定要全程陪同。辅导员陪同就诊时首先确保学生了解整个就诊流程，包括挂号、等待、与医生沟通、进行检查和取药等步骤。学生需要知道如何在医院内导航，以及在遇到问题时如何寻求帮助。来院前应尽可能携带详细的病历资料，包括之前的诊断报告、治疗记录、药物清单和过敏史等。这些资料可以帮助医生更全面地了解学生的病情，从而做出准确的诊断和制订合适的治疗方案。在现代通信技术的帮助下，家属可以通过电话或视频通话的方式提供远程支持。在就诊前，学生可以与家属讨论这种可能性，并在需要时进行远程沟通。

如果患者是职工，那么需要马上联系入职时填写的紧急联系人。即使该紧急联系人无法到场，他也可以指定一位临时紧急联系人。这位联系人可以是亲戚、朋友或邻居，他们在紧急情况下可以提供必要的支持。要确保医生知道这位紧急联系人的联系方式，并在需要时能够及时联系到他们。

在设置上，许多医院都设置有各种资源和服务，以帮助没有家属陪同的患者。这可能包括志愿者服务、社工支持或患者导航服务。了解这些资源，并在需要时寻求帮助。

对于一些已经就诊多次并且病情平稳的患者，培养他们的自我管理能力是非常重要的。这包括学习如何描述自己的症状、与医生沟通以及管理自己的治疗计划。

虽然家属的陪同对于心理疾病患者的就诊非常重要，但在家属不在的情况下，通过采取一些措施，患者仍然可以顺利完成就诊过程。这包括确保患者了解就诊流程、准备详细的病历资料、指定紧急联系人、利用医院资源、考虑远程支持、寻求专业协助、培养患者的自我管理能力以及确保患者安全。通过这些措施，我们可以确保患者在没有家属陪同的情况下也能获得必要的医疗服务。

Q19.

心理疾病学生经济压力大怎么办？

对于许多学生而言，经济压力可能会成为获取必要医疗服务的障碍。尤其是在面对突发疾病或慢性健康问题时，医疗费用可能成为沉重的负担。幸运的是，有多种途径和资源可以帮助经济困难的学生获得医疗援助。

相信很多学生还不清楚大学生医保。大学生医保是专门为在校学生提供的基本医疗保障。学生可以通过参加学校组织的医保计划，享受医疗费用的减免或报销。了解学校提供的医保政策，包括参保流程、报销比例和就医指南，是解决就医问题的关键一步。例如，根据国家医疗保障局和教育部的通知，鼓励全日制高校学生参加基本医疗保险，以提高基本医疗保险覆盖面。

对于家庭经济困难的学生，可以申请医疗救助。医疗救助是国家为减轻困难群众医疗费用负担而设立的制度。学生可以向户籍所在地的民政部门咨询医疗救助的申请条件和流程。一些学校也设有学生紧急救助基金，用于帮助家庭经济困难的学生解决因患重大疾病或遭遇突发事件所需的治疗费用。学生可以向学校的学生处或相关管理部门了解申请条件和流程。

学校可能提供各类资助项目，如困难补助、伙食补贴、校内无息借款等。学生可以向学校的学生事务部门咨询相关信息。在一些情况下，学生可以寻求社会慈善组织的帮助。这些组织可能会提供医疗补助或资金支持，帮助学生渡过难关。

如果事发突然，属于突发性或临时性的经济困难，学生可以申请临时救助。这种救助通常由学校或社会福利机构提供，旨在帮助学生解决短期内的生活和医疗费用。

面对经济困难，学生不应独自承受就医的压力。通过了解和利用上述资源和政策，学生可以获得必要的医疗帮助。同时，社会和教育机构应继续努力，为经济困难的学生提供更多的支持和帮助，确保他们能够获得平等的教育和医疗机会。

Q20.

就诊前什么事情不能做？

在准备前往精神心理科就诊时，确保以最佳状态与医生沟通是非常重要的。有些行为可能会影响诊断的准确性和治疗的有效性。了解并避免这些行为，可以帮助患者在就诊过程中获得更好的帮助和支持。

关于病情描述，一定要诚信，实事求是地诉说自己的问题，并且如实报告自己的症状和感受。隐瞒或夸大症状都可能影响医生对病情的准确评估。医生很多时候是没有时间分辨真假的，会按照患者的描述来诊断用药。

饮酒或使用精神活性物质可能会影响大脑功能，干扰诊断过程，因此建议在就诊前避免这些行为。个人卫生也需要注意，虽然这不是直接影响诊断的因素，但保持良好的个人卫生和外观整洁可以为医患沟通创造一个更积极的环境。面色也是评估的指标，化妆品可能会掩盖真实的面色和皮肤状况，这对于观察由心理疾病导致的失眠、疲惫等病态面容是不利的。应选择宽松且便于穿脱的衣服，避免穿连裤袜、连体裤等不便穿脱的衣物，因为可能需要进行身体检查。在就诊区时安心等待，避免剧烈运动。剧烈运动可能会影响心率和血压水平，这些生理指标的波动可能会对诊断造成干扰。

最后，如果可能，找一个了解你病情的家属或朋友陪同就诊。他们可以提供额外的信息，帮助患者更好地与医生沟通。

就诊前的准备对于心理疾病的诊断和治疗至关重要。避免上述不建议做的行为，可以为医生提供更准确的信息，从而获得更有效的诊断和治疗建议。记住，与医生的合作是治疗成功的关键。通过细心准备和积极参与治疗过程，可以为自己的康复之路奠定坚实的基础。

第三章

心理疾病就诊中的
常见问题

Q21.

第一次就诊可能碰到什么困难？

第一次去看精神心理科医生可能是一个充满挑战的过程，尤其是当学生面临严重心理健康问题时，就诊可能会遇到多种困难，比如沟通障碍、社会偏见、医疗系统的复杂性。而且有时候就算学生愿意，医院嘈杂的环境、重症患者的吵闹都可能引起就诊者的不适感。

前期困难——发现问题。学校老师可能难以识别学生的行为变化是否是心理健康问题的迹象，或者学生可能不接受需要专业帮助的事实。这时候学校可以加强学习关于儿童和青少年心理健康的知识，包括常见问题和症状，开放地与学生交流他们的感受和经历，以及时识别问题。不过有时候学生可能不愿意或不知道如何表达自己的感受和经历，这使得学校难以了解他们的真实情况。对于这种情况，学校应该鼓励开放式对话，让学生知道他们的感受是被接受和理解的。使用游戏、绘画或其他创造性方法帮助学生表达自己。

中期困难——社会包容性较低。社会对心理健康问题存在偏见，这可能使学生感到羞耻或担忧被评判。所以必须提高对心理健康重要性的认识，讨论和挑战这些偏见。寻找支持团体和其家庭，以获得理解和支持。但是对于经济情况不好的家属来说，心理健康服务费用可能是昂贵的，特别是对于没有保险或保险覆盖不足的家庭。为了避免这种情况，家属首先需要告知医生保险覆盖范围和家庭困难情况。一些社区组织和非营利机构可能提供免费或低成本的服务。

后期困难——到了医院不知道怎么办。医疗系统可能难以导航，特别是对于初次寻求帮助的家庭；预约可能难以安排，而且可能不清楚应该找哪位专家。故学校需要提前研究并了解当地的医疗资源，询问家庭医生或学校心理老师，他们可能提供有关如何开始的指导，并将相关情况告知家属。之前谈过，如果环境较嘈杂，学生感觉不适怎么办？这时候家属可以观察医生看病的速度，让学生先到外面休息，提前想好一会儿和医生怎么说，等前面患者只有 2~3 人时再叫学生过来排队。

带学生去看精神心理科医生并不容易，但通过了解可能遇到的挑战并准备相应的应对策略，家属、学校可以更有效地支持学生并获得所需的帮助。记住，寻求帮助是勇敢的，而且对于改善学生的生活质量至关重要。通过教育、沟通和支持，家属、学校可以帮助学生克服障碍，走上康复之路。

Q22.

就诊时间太短怎么办?

在心理疾病的治疗过程中,患者可能会遇到医生分配给自己的就诊时间不足的情况。这种情况可能会导致患者焦虑和不安,担心自己的问题没有得到充分的关注和解答。对于这一困扰,医生可以理解,但是就诊人数太多的时候,医生的确无法满足患者的就诊时间需求,那么该如何解决呢?

之前我们讨论过如何描述自己的病情,但那是在医生时间较多的时候进行的,当时间少时,就需要患者精简自己的病情描述内容了。在就诊前,患者应详细记录自己的症状、治疗历史和想问的问题。将这些信息整理成清单,可以帮助患者在有限的时间内更有效地与医生沟通。在与医生交流时,患者应首先提出最严重或最紧迫的问题,这样即使时间有限,也能确保最重要的问题得到关注。在就诊前也可以利用图书馆、互联网和其他资源自学有关心理疾病的知识,增加对自身状况的了解,这样在与医生交流时可以有的放矢。如果有家属或朋友陪同,他们可以帮助患者记住和提出问题,以及记录医生的建议。这也体现了陪同人员的重要性。

有些条件较为先进的医院也为就诊时间短提供了很好的办法,

即提供电子病历或患者门户网站，患者可以在这些平台上记录自己的症状和治疗经历，医生可以在就诊前查看这些信息，从而大大节约就诊的时间。

在经济允许的情况下，如果一次就诊时间确实太短，可以与医生或医院工作人员沟通，预约短期复诊或随访，以便有更多时间讨论病情和治疗方案。

当然时间短这种问题如果始终得不到解决，可以向医院提供反馈，说明就诊时间不足对患者的影响。医院可能会根据反馈调整服务流程，以改善患者体验。

记住，有效的沟通是成功治疗的关键。通过这些策略，患者可以提高就诊效率，确保自己的需求得到满足，问题得到妥善处理。同时，医疗机构也应努力改善服务流程，为患者提供充足的时间和关注，以促进患者康复。

Q23.

精神心理科如何线上就诊？

有些患者因为特殊原因难以在线下就诊，比如特别抗拒医院或者行动不便。在这种情况下，很多家属或老师会感觉束手无策。此时线上就诊成为一种受欢迎的医疗服务方式，尤其对于精神心理科患者来说，它提供了一种更为便捷和私密的咨询途径。

关于线上就诊，我们需要通过医院的官方网站、微信公众号或者专门的互联网医疗平台进行预约。例如，上海市精神卫生中心提供了微信预约服务，可以通过在微信平台搜索医院公众号，添加就诊人信息后进行预约。除了医院的官方网站，现在我们在生活中还可以接触很多线上就诊 App，如"好大夫"等，可以用这类 App 实现线上就诊。如果不愿更换医生的话，可以电话咨询医生所在医院有无线上就诊途径，如果有，也可以线上咨询问题；如果没有，可以询问医生是否有工作微信，可否就诊等。如果病情变化不明显，可以观察为主，暂时不用着急，心理疾病的治疗是一个长期的过程，需要一段时间的巩固才能达到更好的效果。

关于用药，对于治疗时长超过一年的患者来说，方案在短时间内不会出现更改，就诊时可开 3 个月左右药量，以解决线下就诊困难时的药物需求。如果药物不够用，也可以在之前我们说的 App 上让医生开具药物后邮寄到家，还是比较方便的。

尽管线上就诊带来了许多便利，但它并不能完全替代传统的面对面诊疗。对于初次就诊或病情复杂的患者，我们仍然建议到线下医院进行详细的评估和治疗。此外，线上就诊的可及性和服务范围可能因地区和医院的不同而有所差异，因此在尝试线上就诊前，建议患者及家属先咨询当地的医疗机构，了解具体的服务内容和操作流程。

Q24.

精神心理科就诊可能进行什么检查?

在心理疾病的诊断和治疗过程中,一系列专业的检查是必不可少的。这些检查有助于医生全面了解患者的心理状态,准确诊断病情,并制订个性化的治疗方案。以下是精神心理科就诊时可能进行的一些主要检查。

首先肯定是精神状况检查。这是精神心理科诊断的首要手段,主要通过医生与患者面对面的交流来进行。医生会询问患者的感受、思维、行为、情感反应等方面,以评估患者的精神症状和心理状态。这是精神心理科诊断"金标准",通过观察和提问来评估大脑功能的几个方面,包括言语、表情、感知、思维、认知功能等。

其次是心理量表筛查。心理量表是一种测量工具,用于评估个体的心理状况和行为特征。常用的量表包括抑郁自评量表(SDS)、焦虑自评量表(SAS)、汉密尔顿抑郁量表(HAMD)等。这些量表可以帮助医生了解患者症状的严重程度和变化趋势。

再次是常规医疗检测。对于年纪较大或者近期患有其他疾病的患者,需要排除器质性原因引起的精神障碍。这可能包括血液检查(如血常规、大生化、甲状腺功能)、心电图、腹部彩超、心脏彩超、脑电图、脑 CT 或核磁共振等，以排除其他可能的躯体疾病以及脑部器质性病变，如肿瘤、脑血管病变等。如果患者是年轻人，言行怪异，医生可能会建议进行一些实验室检查，如血液和尿液分析，以排除药物或物质滥用、内分泌紊乱等问题。

　　了解精神心理科的主要检查项目对于患者和家属来说非常重要。这些检查有助于确保诊断的准确性和治疗的有效性。虽然检查过程可能会让患者感到不适或焦虑，但它们对于制订正确的治疗计划至关重要。患者和家属应保持耐心和信任，积极配合医生的检查和治疗。通过全面的评估和专业的治疗，患者可以逐渐改善症状，提高生活质量。

Q25.

常用的心理量表有哪些?

在心理学领域, 心理量表是评估个体心理状态、行为模式和人格特质的重要工具。它们在心理健康评估、心理咨询、医学诊断、人力资源管理等多个领域发挥着关键作用。了解常用的心理量表, 对于需要进行心理评估的个体或相关领域的专业人士来说, 都是非常有益的。那么在心理领域常用的量表有哪些呢?

1. 艾森克人格测试

艾森克人格测验(Eysenck Personality Questionnaire, EPQ)是英国心理学家艾森克编制的一种人格测量工具, 广泛应用于心理学研究与实际应用等领域。EPQ 包含精神质(P)、情绪稳定性(N)、内外向(E)和效度(L)四个量表, 对个性特质和心理健康都能较好的测量。

2. 卡特尔 16 种人格测验

卡特尔 16 种人格测验(16PF)是一种经典的人格测量工具, 从乐群性等 16 个因素评估个体的人格特点, 其中稳定性、兴奋性、忧虑性、紧张性四因素可反映个体的心理健康水平。

3. 大学生人格问卷

大学生人格问卷(UPI)是为早期发现和治疗有心理问题的学生而编制的大学生心理健康检查表。它主要以大学新生为对象,作为精神卫生状况实态调查而使用,以了解学生中神经症、精神分裂症,以及烦恼、迷惘、不满、冲突等状况。

4. MBTI 人格量表

MBTI 是一种广泛使用的性格分类工具,它根据人们在四个维度(外向/内向、感觉/直觉、思考/感觉、判断/知觉)上的偏好来分类性格类型。

5. 症状自评量表

症状自评量表(SCL-90)是一种广泛使用的心理健康测量工具,包含 90 个项目,分为 9 个因子,一般认为因子分≥2 分,被试存在中度以上的心理问题。

心理量表作为评估工具,其价值在于为个体提供自我了解的途径,为专业人士提供诊断和干预的参考。然而,量表结果的解读需要专业知识,并且应结合个体的整体情况来综合评估。因此,在使用心理量表时,建议在专业人士的指导下进行,并将其作为全面评估的一部分,而非唯一的依据。通过正确使用这些量表,我们可以更深入地理解自己,更有效地支持他人的心理健康和个人成长。

Q26.

为什么心理疾病患者需要陪同就诊？

　　在临床工作中，心理疾病患者单独就诊一直是医生较为头疼的一件事。很多人会感觉奇怪：不就是看病吗？自己去和医生好好沟通就好了，为什么还要麻烦家属或老师呢？其实在心理疾病的治疗和管理过程中，陪同就诊扮演着至关重要的角色。心理疾病患者往往面临着认知、情感和行为上的挑战，这些挑战使得他们在就诊过程中可能遇到额外的困难，也会给医生接下来的诊疗带来难度。

　　陪同可以带来情感方面的支持。心理疾病患者可能会感到孤独、焦虑或恐惧，特别是在面对医疗环境时，陪同者的存在可以提供情感上的关注，帮助患者保持冷静，让其感到安心，减少他们的焦虑感。而且患者在紧张的时候可能会影响沟通能力，包括理解问题、表达自己的感受和需求，陪同者可以帮助患者更好地与医生沟通，确保他们的关切和需求被准确传达。在就诊时患者也经常可能遗忘或忽略一些症状表现、医疗建议，陪同者可以帮助描述和记录重要的信息，确保患者不会遗漏任何重要的医疗建议。在某些情况下，心理疾病患者可能会出现突发的情绪波动或行为问题，陪同者可以帮助其应对这些紧急情况，确保患者和他人的安全。

在医疗层面，陪同者能起到监护的作用，这是非常关键的。当患者来初诊时，如果真的存在精神问题，而且还比较严重的，这个时候对于要不要告知患者，医生是左右为难的。因为如果是抑郁症患者，本身就存在自卑、自责情感，确诊对他们而言又是一次打击，可能会加重症状，严重时会有冲动行为。如果此时有人陪同，那么便可以向陪同者告知情况，以便进一步处理。除此之外，如果患者需要用药，医生也不可将药物直接给予患者，因为风险较大。所以患者独自前来就诊，很可能只能得到一个模糊的诊断以及不处理的结果，这会耽误就诊的时间与病情。

总之，陪同就诊对于心理疾病患者来说是一个至关重要的支持手段。它不仅涉及医疗过程的顺利进行，还涉及情感、心理和社会层面的支持。通过陪同就诊，我们不仅可以帮助患者更有效地参与治疗过程，还可以提高他们的生活质量和康复机会。

Q27.

精神心理科检查容易碰到哪些问题？

在患者就诊时，检查和评估是诊断和治疗过程中不可或缺的一环。然而这个过程充满了挑战，因为精神健康问题的本质是复杂且多变的。患者的心理状态、文化背景、个人经历以及与医生的互动都可能影响检查的结果。那么，检查过程中容易碰到的问题有哪些呢？

在精神心理科检查中，患者的合作程度对于诊断至关重要。有时患者可能因为病耻感、恐惧或不理解而不愿意配合。为了提高合作度，医生需要与患者建立信任关系，耐心地向患者解释检查的目的和过程，以及如何帮助他们。患者不配合医生主要有两种常见的情况：①隐瞒病情；②不愿检查。有些患者可能会因为担心被贴上标签或担心治疗的不良反应而隐瞒病史或症状。这时医生会通过与患者建立良好的沟通，保护患者隐私，用非评判性的态度来鼓励患者开放和诚实地分享信息。但是如果患者特别固执的话，陪同者就要体现作用了，医生会询问陪同者所观察到的情况，综合考虑，并做出自己的判断。

患者不愿做检查的原因很多，比如患者疾病发作中，没法配合做心理量表；患者对于抽血特别恐惧。这些情况需要具体分析，如果患者已经提前做好心理准备后仍出现反抗情绪，医生应尽量选择不逼迫。精神心理科的主要确诊方式还是医生的面询问诊，其他检查基本都是提供辅助和参考，当患者不愿进行其他检查时，也可先行诊断，用药调整后，在复查时再行相关检查。但若是要排除器质性问题，不得不做一些影像方面的检查（如核磁共振）时，可先予以药物镇静、约束后再行检查，不过这种情况较少。

还有一个问题是检查时间太长，就诊医生已经下班了怎么办？大多数医院提供紧急服务，即使在正常工作时间之外，也有值班医生处理紧急情况。患者可以询问医院的前台或服务台，了解如何联系值班医生或紧急服务。在紧急情况下，患者应该毫不犹豫地寻求帮助。如果检查结果不涉及紧急情况，患者可以预约下次就诊时间，以便医生在工作时间内评估检查结果。在预约时，患者可以向医院工作人员说明情况，以便尽快安排就诊。如果较为紧急的话，一些医生可能提供电话咨询服务，患者可以在非工作时间通过电话与医生讨论检查结果。这需要患者提前了解医生的联系方式和咨询费用。还有一种情况，是上午做检查，下午才能出来结果，这种情况下患者可以直接去找自己的就诊医生，不需要额外挂号。所以首次就诊建议提前挂号以确保上午就诊，尽可能为自己做检查留足充分时间。

面对精神心理科检查中可能遇到的问题，医生、患者以及医疗团队的每一个成员都必须保持耐心和决心。通过持续的教育、培训和实践，医生可以提高对这些问题的认识，并确定更有效的应对策略。

Q28.

心理咨询与精神科诊疗的区别是什么?

心理咨询和精神科诊疗是两个在心理健康领域内经常被提及的概念,它们在帮助个体处理心理问题和精神障碍方面发挥着重要作用。尽管两者都关注心理健康,但它们在目标、方法和适用人群上存在明显的区别。

(1)治疗目标。心理咨询主要关注个体的心理状态和行为模式,旨在帮助个体识别和解决日常生活中的问题,提高应对压力的能力,以及改善人际关系和自我认知。咨询的目标通常是提高个体的心理健康水平,促进个人成长和发展。精神科诊疗则更侧重于疾病诊断和治疗精神障碍,如抑郁症、焦虑症、精神分裂症等。诊疗的目标是缓解症状,恢复或改善患者的社会功能和生活质量。

(2)治疗方法。心理咨询通常采用非药物治疗的方法,如认知行为疗法、人本主义疗法、精神分析等,咨询师通过对话和互动,帮助个体探索内心世界,识别问题根源,发展解决问题的策略。精神科诊疗可能包括药物治疗、电休克治疗等医学干预手段。

(3)适用人群。心理咨询适用于广泛的群体,包括那些没有严重精神障碍但希望改善生活质量、处理日常压力或个人成长的个

体。精神科诊疗主要针对那些严重精神障碍患者，他们可能需要
专业的医疗干预来控制症状。

　　尽管心理咨询和精神科诊疗存在上述区别，但在实际应用中，
两者往往是互补的。许多情况下，个体可能同时接受心理咨询和
精神科诊疗，以获得更全面的心理健康支持。例如，一个抑郁症患
者可能在接受药物治疗的同时，也接受心理咨询，以改善应对机制
和提高生活质量。

　　总体来说，心理咨询和精神科诊疗在心理健康领域内扮演着
不同的角色，它们各自有着独特的目标、方法和专业要求。了解这
些区别有助于个体根据自己的需要选择合适的心理健康服务。

Q29.

诊断出重性精神疾病怎么办?

重性精神疾病是指那些表现为严重的精神障碍的疾病,它们通常对患者的社会功能和日常生活造成显著影响。根据国家卫生健康委员会的规定,我国将以下六类精神疾病列为重性精神疾病:精神分裂症、双相情感障碍、分裂情感性精神障碍、偏执性精神障碍、癫痫性精神障碍、精神发育迟滞伴发精神障碍。

面对重性精神疾病的诊断,患者及家属可能会感到震惊、恐惧和不确定。然而,重要的是要认识到,尽管重性精神疾病可能对患者的生活造成重大影响,但通过及时、有效的治疗和支持,许多患者都能够有效应对自身的症状并过上充实的生活。此外,诊断为重性精神疾病并不完全代表病情很严重,比如说双相情感障碍,在轻度的时候其实和正常人没有太大区别,所以不必惊慌。

确诊后首先应该确保患者能够得到专业的医疗支持。这可能包括药物治疗、心理治疗或物理治疗等。其次要向医生询问该疾病的主要症状、复发先兆的识别和应对,以及所服药物的名称、剂量和可能的不良反应。

接受治疗时,患者应遵循医嘱,按时按量服用药物。药物治疗应遵循"安全、早期、适量、全程、有效、个体化"的原则。在药物之外，心理治疗可以帮助患者处理与疾病相关的心理社会问题，提高生活质量。家属的理解和支持对患者的恢复至关重要。家属应该接受教育，了解疾病信息，学习如何提供有效的支持和护理。

要记住，通过适当的治疗和支持，许多重性精神疾病患者都能够显著改善他们的症状，并过上接近正常的生活。

Q30.

患者不愿意住院治疗怎么办？

由于所处具体社会环境的影响，心理疾病患者易产生病耻感，精神病院在一部分人的错误认知中就是脏、乱、差的，更有甚者，精神病院在很多恐怖电影、小说中时常出现，是阴森恐怖的代表。因为这些先入为主的错误观念，很多人对于精神病院都是心生恐惧的。当患者病情严重但是拒绝住院治疗时，这不仅是对患者自身健康的挑战，也是对其家属和医疗团队耐心与专业知识的考验。在这种情况下，采取一种温和而坚定的方法，结合情感支持和专业指导，是至关重要的。

对于单纯害怕住院的患者来说，安抚的作用是大于强迫的，医生会通过耐心的沟通和劝慰，向患者解释治疗的必要性和可能的治疗效果，帮助他们建立对治疗的信心。同时也要给予患者充分的时间来表达他们的感受和担忧，认真倾听他们的观点，尝试理解他们恐惧和抗拒的原因。倾听后及时给予疏导，让患者认识到目前最优解决方案的确是住院，这是对自己以及家属都负责的方案。心理疏导后可以提前带患者前往开放式病房参观，了解其实这里和医院其他病房没有什么不同，消除他们的恐惧。如果患者过于恐惧，持续拒绝，医生会重新评估患者病情，如十分紧急且必要则强制入院，如不那么紧急可让患者先行回家，冷静考虑，和自己家庭成员共同决定。

如上所述，对于自知力不佳或者疾病发作的患者而言，安抚的效果较差，某些时候需要强制入院。对于自知力不佳的患者来说，他们否认自己有病且想证明自己没病，可以鼓励他们到医院进行检查，以此来证明他们的健康状况，到了医院后如病情严重可马上入院治疗。但对于疾病发作的患者，《中华人民共和国精神卫生法》规定，当严重精神障碍的患者存在伤人毁物的危险时，可以采取强制医疗措施，包括强制住院治疗。

第四章

心理疾病就诊后的
注意事项

Q31.

精神心理科就诊后需要注意什么？

　　度过了前期的心理准备阶段以及就诊中的煎熬时间后，很多患者认为万事大吉了，但是治疗才刚开始，还有很多医嘱以及注意事项需要牢记。在精神心理科诊疗的旅程中，每一位患者都是勇敢的探索者，他们面对内心的挑战，寻求着恢复和谐与平衡的道路。有哪些事项是需要患者注意的呢？在这里，患者可以把自己比喻成一艘远洋航行的船，彼岸是康复的花海。

　　按时服药：如同舵手遵循星辰的指引，严格遵循医生的处方，确保治疗的船不偏离预定的航线。

　　按时复查：就像定期检查船只的航向一样，定期复诊是确保治疗方向正确、及时调整的必要步骤。

　　寻求心理支持：在心灵的海洋中，心理支持是温暖的灯塔，照亮患者前行的道路，给予他们力量和勇气。如果亲人朋友不给予关心和支持，对于心理康复的影响是很大的。

　　保持健康的生活作息：如同维护一艘船，保持健康的生活方式是确保患者在康复之旅中稳定前行的基础。

　　尽量避免生活刺激：在康复的航程中，避免不良刺激是保护患者不受风浪侵袭的重要措施。

自我监测：患者自我监测症状，就像船员时刻关注天气变化，以便及时做出调整。

必要的护理：对于采取特殊治疗方法的患者，安全护理是确保航程安全的必备措施。有些患者康复期间可能存在病情反复，必要时候需要将患者约束起来，避免伤害别人、伤害自己。

对患者的健康教育：通过健康教育，患者能够更好地理解自己的状况，就像学习航海图，以便更好地导航。

在这段康复之旅的结尾，我们希望每位患者都能够找到康复的港湾，那里充满了安宁与希望。请记住，康复是一个渐进的过程，需要耐心和坚持。在这条道路上，医生、家属、朋友和社会各界的支持都是宝贵的财富。希望存在心理疾病的患者不要放弃希望，共同迎接每一个黎明的到来，因为每一天都充满了新的可能。

Q32.

精神心理科的主要治疗方式有哪些?

在精神心理科领域，治疗的目标是缓解症状、改善功能、提高生活质量，并预防疾病的复发。精神心理科的治疗方式多样，通常根据患者的具体病情、个人偏好以及可用资源来制订治疗方案。那么精神心理科主要的治疗方式有哪些呢?

药物治疗是精神心理科治疗中常见的方法之一，它通过调节大脑中的化学物质来改善症状。药物的种类包括：①抗抑郁药：用于治疗抑郁症，如选择性 5-羟色胺再摄取抑制剂和三环类抗抑郁药。②抗焦虑药：包括苯二氮䓬类药物和非苯二氮䓬类药物，用于缓解焦虑症状。③抗精神病药物：用于治疗精神分裂症和其他精神病性障碍，消除幻觉与妄想。④情绪稳定剂：用于治疗双相情感障碍，如锂盐和抗癫痫药物。

心理治疗也是精神心理科常用的治疗方式。心理治疗通过与治疗师的对话和互动，帮助患者理解和改变不健康的思维和行为模式。心理治疗的方式非常多，常见的有认知行为治疗、精神分析治疗、人际关系治疗、团体治疗、家庭治疗等，根据患者病情的不同选用不一样的治疗方式。心理治疗对于患者的预后能起到很好的效果。

物理治疗是作为搭配药物、心理治疗的一种方式，其中常见的是电休克治疗。电休克治疗是一种通过向大脑传递小电流来引起短暂的癫痫发作的治疗方法，用于治疗严重的抑郁症、躁狂症和精神分裂症。这种治疗方式通常在药物和其他治疗无效时使用。物理治疗还包括经颅磁刺激、音乐放松治疗等。

精神心理科治疗是一个多方面、个性化的过程，需要综合考虑患者的具体情况和治疗反应。治疗方案通常由精神心理科医生、心理治疗师和其他医疗专业人员共同制订，并根据患者的进展进行调整。重要的是，患者和家属应积极参与治疗方案的制订，并与医疗团队保持密切沟通，以确保治疗方案的有效性和安全性。

Q33.

就诊后如何保护心理疾病学生隐私？

在教育环境中，心理疾病学生的隐私权保护是维护其尊严和促进其康复的重要一环。随着社会对精神健康问题认识的提高，保护心理疾病学生的隐私变得更加重要。这不仅涉及法律和伦理层面的要求，也是构建包容性和支持性学习环境的基础。

我们要了解，学生的隐私是受到法律保护的。根据《中华人民共和国精神卫生法》，精神障碍患者的人格尊严、人身和财产安全不受侵犯，他们的教育、劳动、医疗以及从国家和社会获得物质帮助等方面的合法权益受法律保护。该法律还明确规定，有关单位和个人应当对精神障碍患者的姓名、肖像、住址、工作单位、病历资料以及其他可能推断出其身份的信息予以保密，除非依法履行职责需要公开。

学校应为教职工提供有关心理健康和隐私保护的培训，确保他们了解如何在保护学生隐私的同时提供必要的支持和干预。教师要遵循对心理健康筛查结果和心理咨询内容进行保密的重要原则。咨询的内容如果不涉及极端问题，未经许可不应告诉他人，老师和同学也不应获悉他人的筛查结果。在进行心理健康筛查或咨询时，应确保学生了解并同意他们的信息将被保密，以及在什么情况下可能会有保密例外。学生应被告知他们拥有保密的权利和例外、自主自决的权利等。学校应为需要关注的学生建立心理健康档案，并严格限制访问权限，确保只有获得授权的专业人员才能查看这些信息。在遇到可能危及学生或他人安全的情况时，应有明确的程序来处理这些紧急情况，同时确保在必要时能够保护学生的隐私。

如果学生隐私不幸被泄露，应建立隐私泄露的追责机制，对于违反隐私保护规定的行为，应明确要承担的法律和纪律后果，以此在学校中建立一种文化，其中尊重和保护每个人的隐私是核心价值之一。这样有助于对心理疾病的去污名化，以及促进对心理疾病患者的尊重和理解。

通过这些措施，我们可以为心理疾病学生提供一个安全、支持和受尊重的环境，让他们能够在保护隐私的同时获得所需的帮助和支持。

Q34.

确诊后家属如何调整心态?

　　当学生被诊断出心理疾病时,家属可能会感到震惊、无助甚至是自责。这些复杂的情绪都是正常的反应,但关键在于如何将这些情绪转化为积极的力量,帮助并鼓励孩子加速康复。

　　心态很重要,甚至可以说是最重要的,家属良好的心态往往是学生康复的开始。所以家属首先需要冷静地接受现实,认识到心理疾病如同其他身体疾病一样,需要科学的治疗和护理。通过阅读科普书籍、参与专业讲座或在线课程,深入了解疾病的本质、常见症状及治疗进展,这样可以有效缓解因无知而产生的恐惧与焦虑。调整好心态的同时也要保持耐心,心理疾病的治疗可能是一个长期的过程,理解学生可能会有反复,治疗可能需要时间才能见效,过于急躁容易影响自身的情绪以及信心。有些家属可能会因为学生的疾病而感到自责,但重要的是要认识到心理疾病的发病因素复杂,通常不是单一因素造成的,家属不应为此过度自责。如果家属实在难以应对焦虑和悲伤,可以寻求心理咨询或治疗,以帮助处理复杂的情绪和压力。

　　家属在照顾心理疾病学生的过程中,可能会面临各种压力和困扰。为了保持心理健康，家属需要学会心理调适，承认和接受自己的情绪，并寻求支持。保持健康的生活方式，如规律的作息时间、均衡的饮食和适度的运动，有助于缓解压力和提高身体素质。在自己一个人难以为继的时候，也不应独自承担所有压力，可以寻求其他亲属、社区卫生服务机构等人员或单位的帮助。在严重精神障碍的防治中，学生家庭、精神心理科医生及社区卫生支持系统之间是最可靠的治疗联盟。

通过上述的办法，家属可以更好地调整心态，为学生提供一个支持性的环境，同时也照顾好自己的心理健康。记住，家属的支持和理解对于学生的康复至关重要。

Q35.

心理疾病学生就诊后出走怎么办?

　　就诊过程中,学生如果得知自己病情,可能会出现压力过大、抑郁情绪加重的表现,如果一时难以消化,可能会出现出走、失踪的极端行为。当一名心理疾病学生突然出走、失踪时,这不仅对学校、社区是一个打击,更给家庭带来了极大的焦虑和恐慌。在这种情况下,迅速采取行动、协调资源和保持冷静至关重要。

　　如果学生就诊后病情较严重,陪同的家属或老师一定要注意他的言行举止,如果学生说"想一个人静静"等话语,千万要提高警惕。

　　如果不幸与学生失联,应立即向警方报告,并提供学生的详细信息。家属没有一起前来陪同就诊的话,此时学校应立即通知他们,并与他们合作寻找学生。警方介入后可通过检查医院、校园及周边地区的监控录像,寻找学生的踪迹。应到学生常出入的场所寻找,如网吧等。一些交通运输场所如火车站、汽车站等也需多加关注,很多学生可能受到刺激后的第一想法是回家。对于曾经有过极端行为的学生,河边、周围的高楼楼顶也是需要重点排查的地方。即使在初期搜寻后没有找到学生,也要持续跟踪情况,时刻更新动态。在此期间一定要做好书面记录，确保所有搜寻行动和事件都有详细的文字记载。

　　面对心理疾病学生的出走、失踪，我们不仅要迅速采取行动，还要确保我们的响应是全面的，考虑学生的安全、家庭的感受和社区的参与。通过这些措施，尽快找到失踪的学生，并为他们提供必要的支持和关怀。同时，这样的事件也提醒我们，需要不断加强预防措施和应急预案，以减少未来类似事件的发生。

Q36.

心理疾病学生为什么抗拒服药？

有不少学生存在病情波动的问题。复查时会发现，学生没有按照医生要求服药的比例相当高。这些学生往往都是服药一个月自感好转后停止服用药物，然后病情发生反复。在精神心理科，不按照医嘱服药往往会被认为是对治疗抵抗，是自知力不完全的体现，也是病情没有得到控制的表现。但是在这些学生中，也能听到另一种声音："我不是不想治疗，是我真的不想吃药了。"

事实上药物起效的同时会带来一些明显的不良反应，轻则头晕、乏力、嗜睡，重则发胖、呕吐、过敏或者锥体外系反应。当一件事带来的坏处大于好处时，不愿意再去做似乎也是理所当然的事情。学生可能不会想着不吃药未来会怎么样，这超出了他们的知识范畴，他们只知道现在吃了药后太难受了，无法坚持下去了。疲惫感让学生无法安心学习，无法快乐地玩耍。从这个角度看，似乎拒绝服药并不完全是自知力缺失的问题，而是有时候医生明知道却忽略的问题，那就是药物的不良反应。

其实关于哪些心理疾病患者需要长期使用药物，以及用药需要多长时间，始终存在很大争议。针对这一问题，长期随访研究的结果天差地别。本书对此不加以讨论。

在此无意贬低药物的效果以及治疗意义，也不指责不遵从医嘱的患者是否存在违拗行为，主要是想说明，一些学生关于停药及减量的决定可能出于理性而不是自知力缺失的表现。自知力也许是一个双向的概念，并不是医生给患者单方面贴的标签。

Q37.

心理疾病学生拒绝治疗怎么办?

就诊后,面对药物与自身的病情,学生有可能会出现违拗情绪,不愿接受治疗。面对心理疾病学生拒绝治疗的情况,老师、家长首先需要认识到,这可能源于他们对疾病的误解、病感失认,或是对治疗过程的恐惧和焦虑。在这种情况下,采取一种耐心和富有同理心的方法是至关重要的。以下是一些策略,旨在帮助学生克服对治疗的抵触,并促进他们康复。

具体来说,老师、家长可以尝试倾听学生的想法和感受。他们可能因为对疾病的误解、病感失认、羞耻感、情感压力等拒绝治疗。通过倾听,可以更好地理解他们的顾虑和担忧。让学生知道他们不是孤单的,家属和学校是一个团队,会一起努力帮助他们。尽管学生可能因为疾病的影响而难以做出最佳决定,但尊重他们的选择和自主权是非常重要的。可以通过对话和协商,让学生参与到做出决定的过程中来。有些病情不严重、自知力完整的学生,可以和医生沟通,通过自我调整来改善病情,且承诺如果病情有波动会及时复查,这种时候不一定需要药物介入。

如果学生坚决拒绝治疗,可能需要寻求精神健康专业人士的帮助。在一些情况下，如果学生的行为对自己或他人构成威胁，可能需要依法采取措施，如强制就医。在处理这类问题时，了解相关的法律和政策是非常必要的。可以寻求法律援助，以确保在尊重学生权益的同时，采取必要的措施保护他们的安全。对于这部分学生，也要持续跟进他们的情况，定期谈话，并提供持续的支持和关怀。

处理心理疾病学生拒绝治疗的情况需要一种综合的方法，应结合倾听、教育、支持和专业干预。通过这些策略，老师、家长可以帮助学生理解治疗的重要性，消除恐惧和顾虑，并在适当的时候接受必要的帮助。通过持续的关注和关怀，老师、家长可以帮助心理疾病学生铺平康复的道路，并使其发挥自己的潜力。

Q38.

心理疾病患者在饮食方面应该注意什么？

想象一下，如果有一种魔法食谱，能够帮助心理疾病患者缓解症状、调节心情，甚至促进康复，那会是多么宝贵的财富。虽然现实中没有魔法，但合理的饮食确实拥有类似的神奇力量。对于心理疾病患者来说，均衡的饮食是维持身体日常功能和长期健康的关键。

水果的摄入相当关键，新鲜水果和蔬菜含有丰富的维生素 C，能防止神经元氧化损害。它们产生的 5-羟色胺还能起到催眠和减轻焦虑的作用。同时，水果和蔬菜中的粗纤维可促进胃肠蠕动，对服用抗精神病药物的患者尤其有益。

心理疾病患者往往缺乏镁，尤其是需要长期进行药物治疗的患者。镁对于维持神经系统的正常功能非常重要。

有些药物可能会造成患者发胖，所以饮食要注意低糖，而且过多的糖摄入可能导致脑功能出现神经过敏或神经衰弱等障碍。

牛奶或者酸奶也是康复过程中必不可少的食物。奶制品富含优质蛋白和钙，对心理疾病患者有益。

讲完了推荐的食物，我们再讨论下建议少用或者不用的食物。

刺激性的食物如辣椒、胡椒、葱、姜、大蒜、咖喱等要尽量少用，这类食物可能增加神经兴奋性，尤其是对于躁狂症患者。同时酒类饮品是万万不可碰的，乙醇可能加重心理疾病症状，并且能与某些精神药物相互作用，影响药效。发物如羊肉、牛肉、狗肉等应减少食用，以免加重狂躁症状。

对于心理疾病患者而言，饮食不仅是满足饥饿需求的简单行为，更是一场支持身心健康的奇妙旅程。通过精心挑选食材、均衡搭配饮食，可以帮助心理疾病患者在康复之路上走得更快、更稳。

Q39.

心理疾病学生如何保证充足睡眠？

　　在宁静的夜晚，保证安稳的睡眠是心灵的抚慰剂，对于心理疾病学生来说，它是康复之路上的重要驿站。然而，由于心理疾病本身的症状或药物的不良反应，这些学生可能会遇到睡眠增多或减少的状况。因此，了解如何维持良好的睡眠对他们来说至关重要。以下是一些实用的建议，能帮助心理疾病学生拥抱甜美的梦乡。

　　保持规律的睡眠作息是最重要的。每天尽量在相同的时间上床睡觉和起床，即使在周末和假期也要保持一致。这有助于调整身体的生物钟。对于周围环境，最好确保卧室安静、黑暗和有适宜的温度。考虑使用耳塞、眼罩或白噪声发生器来减少干扰。如果因为宿舍有其他人，无法保持环境绝对安静，心理疾病学生可以考虑走读。现在学生喜欢喝咖啡的较多，对于有心理疾病的学生来说，下午和晚上避免摄入咖啡因和尼古丁，因为它们会干扰睡眠，最好是在治疗期间不要喝。睡前也不要大量饮水，以减少夜间起床上厕所的次数。睡前不要吃得过饱或过油腻，以免消化不良影响睡眠。

　　关于行为方面，晚上最好也不要剧烈运动。虽然定期运动有助于改善睡眠质量，但应避免在睡前两小时内进行剧烈运动，以防引起情绪波动。睡前至少一小时内不要使用电子设备，如手机、电脑和电视，因为蓝光会抑制褪黑素的产生，影响睡眠。白天积极参与户外活动，接受自然光照，有助于提高夜间的睡眠质量，如果需要小睡，尽量控制在 30 分钟以内，且避免在下午较晚时候小睡。如果尝试了上述方法仍然存在睡眠问题，应寻求医生或睡眠专家的帮助。

良好的睡眠对于心理疾病学生的康复和日常生活至关重要。上述建议可以帮助他们在夜晚找到安宁和康复的避风港。睡眠不仅是生理需求，更是身心健康的重要影响因素。

Q40.

心理疾病学生如何规范办理走读手续？

　　心理疾病学生申请走读是一个需要综合考虑学生健康状况、家庭环境、学校政策和法律规定的复杂问题。为了确保学生能够在一个适宜的环境中继续他们的学业，同时保障他们的健康和安全，学校或教育部门通常会要求提供一系列医疗证明来支持走读的申请。

　　不管办理走读还是休学，最重要的文件始终是三级甲等医院开具的疾病诊断证明书。这份证明应由具有执业资格的精神心理科医生出具，明确说明学生的心理疾病诊断结果，以及为何当前的住宿环境对学生的康复不利。在疾病诊断证明书中，医生可能会提供一份治疗计划，包括药物治疗、心理治疗等，并建议在更加安静和适宜的环境中进行治疗，以便更好地康复。除了医院的证明外，还需要家长的同意书。很多学校可能会要求家长提供知情同意的证明，表明他们支持学生的走读申请，并且确保家长能够提供必要的照顾和监督。但如果是因学生病情严重，学校要求学生走读，则需要学校向家长出具告知书，告知书中应表明目前学生存在的风险，需要家长在校外陪读并让家长签字。

　　另外还有一些辅助文件，如学生的心理健康评估报告、相关检查报告（病历）、处方和治疗记录等，需要与疾病诊断证明书、家长同意书等一起放进学校的健康档案中保存。

　　需要注意的是，每所学校的具体要求可能不同，学生和家长应与学校沟通，了解具体的申请流程和所需文件。同时，根据《中华人民共和国精神卫生法》，有关单位和个人应当对精神障碍患者的个人信息予以保密，除非依法履行职责需要公开。这意味着在处理这些敏感信息时，需要确保学生的隐私得到保护。

第五章

心理疾病学生
在校风险问题

Q41.

心理疾病学生在学校有哪些困难？

在知识的殿堂中，每一位学子都是探索未知世界的勇士，然而心理疾病的阴影有时也会笼罩在这些年轻的心灵之上。在这样的背景下，识别和应对心理疾病学生在学校的风险变得尤为关键。在治疗的过程中，在校学生经常会碰到困难，比如说用药、学习压力等，我们该如何去解决它们呢？

在学校，心理疾病学生最常见的问题就是学习压力。因为服用药物，学生会经常感觉头晕乏力，所以上课难以集中，学习吃力，在学业的征途上会遭遇更多困难，需要我们提供更多的理解和帮助。还有服药问题。因为大部分孩子是不太自愿服用药物的，在学校寄宿期间可能出现自行停药的问题，导致病情反复或者迁延不愈。故学生如果的确出现对药物厌恶的情况，建议家属陪读，既可以督促孩子服药，尽快康复，也可以观察孩子的病情。社交方面的问题也是不可忽视的。由于心理疾病的影响，学生可能在人际交往中感到困难，如难以建立和维持友谊，这可能导致孤立和社交技能退化。在这一方面，学校可以通过开展课程和活动提高学生、教师和家长对心理疾病的认识和理解，减少歧视和偏见。如果前面几个问题属于在校期间比较容易碰到的问题的话，那么病情复发就是最危险的问题。学校毕竟是一个小社会，没有办法保证学生可以不受到任何刺激。如果存在应激事件，就可能出现病情反复，如抑郁症可能导致持续的悲观情绪，双相情感障碍可能导致极端的情绪波动，在极端情况下，学生可能存在自我伤害或自杀的风险，尤其是在没有得到适当支持和治疗的情况下。学校应制订学生心理危机处理预案，包括自杀预防和干预策略。在干预后及时带学生前往医院复查，对症处理，并且与家长保持密切沟通，确保其第一时间来到学生身边。

通过这些措施，可以为心理疾病学生创造一个更加具有支持性和易获得理解的校园环境，帮助他们克服挑战，发挥他们的潜力。

Q42.

学校心理中心如何评估学生的心理疾病状况？

学校心理中心站在守护学生心理健康的第一线。面对可能存在心理疾病的学生，心理中心需要采取一系列细致且专业的评估措施。这不仅涉及对学生当前状况的准确诊断，也涉及为他们提供及时的干预和支持。

初筛学生心理状况时，可使用标准化的心理测评工具，如精神病前驱期问卷（PQ-16），对学生进行初步的心理健康筛查。这些工具可以帮助识别学生可能存在的心理问题和心理疾病风险。

初筛过后有异常结果的学生，老师可通过与学生进行面对面的交谈，收集更详细的信息。这包括了解学生的症状、感受、想法和行为模式。访谈可以由专业的心理咨询师或精神健康专业人员进行。对于需要更专业的评估和治疗的学生，心理中心应与外部专业机构建立转介机制，确保学生能够得到适当的治疗和支持。

心理中心应建立一个预警系统，通过学生的行为表现、情感状况等指标，对学生的心理状况进行评估，并在必要时发出预警。对于有异常的学生需建立心理健康档案，记录他们的心理状况、辅导记录和测评结果。这些信息对于跟踪学生的心理健康状况和提供个性化支持非常重要。心理中心应建立心理危机干预机制,对于出现危机行为的学生及时给予适当的心理干预,预防极端事件的发生,并且与家长进行密切沟通,共同关注学生的心理状况,特别是在学生遭遇重大变故或挫折时。

　　学校心理中心在评估和管理学生的心理疾病状况方面扮演着至关重要的角色。通过综合运用专业的评估工具、细致的访谈、定期的监测以及有效的转介机制,心理中心能够为学生提供全面的心理支持。重要的是要记住,每个学生都是独特的个体,他们的需求和反应都是多样化的,因此,心理中心的工作需要充满同理心、耐心和专业精神。

Q43.

学校心理中心如何识别学生的心理压力信号？

在学生的校园生活中，心理压力可能悄无声息地侵蚀着他们的心理健康，影响他们的学业和日常生活。学校心理中心作为守护学生心理健康的第一线，其工作人员需要具备敏锐的洞察力，以便及时发现这些潜在的警告信号。

学生压力较大时，行为会产生较为明显的变化，这是最好识别的，如社交退缩、学习成绩下降、参与活动的兴趣减退等。心理中心工作人员应密切关注这些变化，尤其是那些突然或显著的变化。除了行为，学生也可能会在言语中表达出绝望、无助或无价值感。情绪波动，如易怒、情绪低落或过度敏感，也是心理压力较大的迹象。压力较大时，学生的本能活动也会出现变化，比如持续失眠或过度睡眠、食欲明显变化可能与情绪困扰有关。这些生活习惯的改变可以作为识别学生心理压力的重要线索。严重时学生会有自我伤害行为，是急需专业干预的紧急信号。

学生可能会因为学业压力、寝室关系紧张、融入不了集体生活等出现心理问题。情感问题，如恋爱关系的变化，也可能导致出现心理压力。对于性格内向、孤僻、缺乏社会支持的学生，以及有自杀倾向或既往有自杀未遂行为的学生，应给予特别关注，这属于心理疾病的高发群体。

总之，通过综合运用观察、监测、测评和教育等多种方法，心理中心能够及时发现学生的心理困扰，并提供适当的支持和干预。这不仅有助于学生克服当前的困难，还能为他们的未来打下坚实的心理健康基础。

Q44.

什么时候可以打破隐私保护原则？

我们之前谈过关于学生隐私的问题，大部分时候我们是一定要保密、尊重隐私的。但是在处理心理疾病学生的隐私问题时，有几个关键的时刻可能需要打破隐私保护原则，这些时刻通常涉及安全和健康问题。

(1)存在严重精神障碍：根据《严重精神障碍发病报告管理办法(试行)》的规定，对于严重精神障碍患者，如精神分裂症患者、双相情感障碍患者等，实行发病报告制度，旨在进行风险预警和防控。

(2)法定职责：在履行法定职责时，例如在涉及公共安全或他人生命安全的情况下，可能需要公开患者的相关信息。《中华人民共和国精神卫生法》规定，有关单位和个人应当对精神障碍患者的信息予以保密，除非依法履行职责需要公开。

(3)紧急情况：当学生的行为对自己或他人构成直接威胁时，例如有自杀倾向或攻击性行为时，学校或医疗人员可能需要打破隐私保护原则，以确保学生和他人的安全。

(4)治疗需要：当学生需要紧急医疗干预或住院治疗且无法自

行做出决定时，可能需要通知其法定监护人或相关医疗机构，以便提供必要的治疗和支持。

（5）法律需求：在某些司法程序中，如法庭要求提供相关信息以进行判断或裁决，可能需要依法提供患者的相关医疗信息，学生如果出现暴力行为，也是需要司法介入的。

（6）学生本人同意：在某些情况下，如果学生自己同意披露其健康状况，以获得特定的支持或服务，也可以视为打破隐私保护原则的合理情况。

在这里需要注意的是，在任何情况下，打破心理疾病学生的隐私保护原则都应谨慎进行，并确保这一行为是在法律框架内，且符合学生的最佳利益。同时，应尽量减少信息的传播范围，只对必要的个人或机构披露，并确保所有涉及的人员都了解保密的重要性和法律责任。此外，学校和医疗机构应建立明确的隐私保护政策和程序，以便在必要时能够妥善处理这类敏感情况。

Q45.

为什么医生不建议心理疾病学生带药住校？

　　心理疾病学生在学校的用药管理是一个需要细致关注的问题。学校环境的特殊性要求对心理疾病学生的用药进行严格监管，以确保学生的安全和学业的顺利进行。但是理论和实际是有差距的，往往带药住校都会存在一定风险，对于家长、学校、医生来说，在三方都难以监管的地方服用药物，是存在安全隐患的。

　　大部分学生内心是讨厌药物的，这个可以理解，精神类药物可能会引起多种不良反应，如嗜睡、注意力不集中、体重增加等，这些不良反应可能影响学生的学习能力和日常生活。所以在这种情况下，学生可能自行停用药物或减少用量，却和老师及家长谎称按时服用。这样做的后果就是很可能出现病情迁延不愈，逐渐加重，而且因为学生的谎言，医生也会出现误判，从而不断调整方案，行无用功，浪费了宝贵的治疗时间。

　　第二种情况就是关于学生的隐私问题了。学生的用药情况按道理来说需要保密，不当的信息泄露可能导致患者遭受歧视或产生心理压力。但是学校宿舍毕竟是公共场合，很容易被室友发现药物，因此学生可能会因某些原因出现情绪波动，病情反复。

除了以上两种，最令人担心的情况就是药物过量问题了。学生在学校很难保证一帆风顺，可能会有各种各样的原因导致病情复发，比如学业压力大、与对象分手、与朋友吵架等情况，而且这些都是在学校十分常见的状况。在这类事件发生后，学生是可能出现服用过量药物的情况的，如发现不及时，甚至可能出现生命危险。

所以医生一般不建议学生带药住校，但如无法避免，则建议学校应与家长和医生合作，制订详细的用药管理计划，包括药物种类、剂量、用药时间和监督措施。学校也应提供或联系专业医疗人员，为学生提供用药指导和定期评估。学校还需要制订危机处理预案，以便在学生出现药物不良反应或其他紧急情况时迅速采取行动。

心理疾病学生在学校的用药管理是一个复杂的问题，需要学校、家长和医疗专业人员的共同努力。制订合理的管理计划和采取有效的预防措施，可以降低用药风险，保护学生的身心健康。

Q46.

心理疾病学生在校如何管理药物?

对于在进行药物治疗的学生而言,带药读书是一件让老师和医生都头疼的事情。但这件事的出现也是迫不得已的,因为有些学生病情并不是十分严重,没有达到必须住院或者必须休学的程度,但学业方面压力比较大,不得不在校服药治疗。这种时候教会学生合理管理药物就显得很重要了。

当学生自己管理药物时,说明学生目前自知力还是可以的,能接受自己患有疾病这个事实,并且愿意配合治疗。首先告诉学生目前服用药物的信息,包括药物的通用名、商品名、剂型、给药途径、剂量、用药时间和疗程,以及主要的用药注意事项。不仅如此,学生也需要知道药物可能产生的不良反应,以及如何避免。同时,他们应该了解药物之间、药物与食物之间、药物与疾病之间可能存在的相互作用或禁忌。如果可以,学生应尽量获取医生在线问诊的方式,在有疑问时可以及时沟通。关于药物贮藏,学生应知道药品的适宜贮存条件,以及如何处理过期药物或废弃的医疗装置。

对于配合度不是很高的学生,学校应该通过专业指导,提高学生对药物和疾病的认知，从而提高他们的用药依从性。通过指导学生自我管理药物，确保学生按时服药，以此降低疾病复发率。学校也应提供专业的心理辅导和医疗支持，帮助学生管理药物。老师可以定期检查学生目前药物剩余量，推算学生是否按时服药，给予表扬或指导。

在治疗过程中，学生应学会如何记录用药情况和进行自我监测，病情如果有波动，自己可以及时感知到并寻求帮助。

有些老师可能会提出疑问，学生不配合，不吃药，不复查，怎么办？在此讲的主要还是配合度较高的学生，对于以上问题，休学可能是更好的选择。

通过上述措施，可以帮助心理疾病学生更好地管理他们在校的药物使用，从而提高治疗效果和生活质量。

Q47.

心理疾病学生过量服药怎么办?

　　心理疾病学生在校期间病情出现波动是不可控的, 比如受了刺激或者未按规定服药, 这时候他们可能会出现冲动行为, 除了自伤、自杀外, 还有一种情况是我们需要倍加注意的, 就是过量服用药物的问题。不管是有意还是无意, 都必须第一时间解决。

　　当心理疾病的学生出现身体异常时, 我们要观察他们的行为变化和身体不适症状, 如异常疲惫、头晕、恶心、呕吐, 甚至昏迷。心理疾病学生可能出现心跳加快、血压升高和呼吸急促等生理反应, 如果出现, 老师第一时间就要想到他们是否过量服用了药物并进行检查。对此老师需要有警觉性, 因为不是所有学生服药过量后都会主动告诉老师。当了解到学生的确服药过量了, 一定记得第一时间拨打急救电话(如 120 或当地的急救号码), 告知医务人员紧急情况, 并尽可能提供过量服药的详细信息, 包括药物名称、剂量和过量时间, 同时联系学生家长。如果学生当时意识较为清晰, 能走路的话, 就马上陪同学生前往医院就诊。当学生意识不太清晰时, 切勿自行诱导学生呕吐, 因为这可能引发呕吐后反应以及其他身体并发症。专业医生会根据具体情况决定是否需要洗胃或采用其他处理措施。到医院之前要寻找药品原包装，并查阅药品说明书以了解成分、剂量和可能的不良反应。如果无法获得原包装，请提供医生开具的处方信息，并向医院或中毒控制中心提供其他可能有助于评估情况的信息。绝对禁止给学生使用其他任何药物，因为这可能与过量服用的药物产生不良互动或引起其他风险。

到了医院后，医生会进行紧急处理，之后可能会要求进一步检查和观察学生的状况，并提供适当的处理方案。等危机消除后，马上前往精神心理科就诊，重新评估该学生当前病情，与医生一起讨论是否还适合继续在校学习，必要时住院或者休学。

通过这些措施，我们能够有效应对学生过量服药的紧急情况，保护学生的身心健康，营造一个更安全的学习环境。

Q48.

心理疾病学生在校攻击他人怎么办？

经常有老师询问，有些患有心理疾病的学生平时表现还可以，也按时治疗，但是某天突然发病，攻击了同学或者老师，这时候应该怎么处理？这其实包含了以下问题：第一，如何控制？第二，这种情况下还需要保护学生关于疾病的隐私吗？

不管怎么样，一旦发生攻击行为，应立即介入，以防止伤害进一步发生。应将攻击者与被攻击者分开，确保双方的安全。如果被攻击者受伤，应立即提供紧急医疗援助。如果学生比较高大，马上通知学校保卫处工作人员，切记应在保证自身的安全下去阻止争执。同时联系攻击者和被攻击者的家长等，不要试图隐瞒。

如果被攻击的同学受伤不重，就医后需要及时为被攻击者和目击者提供心理支持，帮助他们处理事件带来的情绪影响。心理疾病学生的确需要我们的关心与关注，但被攻击者可能出现心理创伤，同样需要我们的关心。

当安抚了双方后，需收集目击者证词和相关视频监控资料，了解事件的具体情况。由专业医疗人员评估攻击者的健康状况，判断其是否需要紧急医疗或心理健康干预。一定要弄清楚事情原委，如果是被攻击者激怒了攻击者后产生的冲突，我们要分情况讨论，由医疗人员来考虑是否为疾病问题所导致，是否需要调整方案。但如果攻击者为无理由或无正当理由(比如妄想别人要伤害自己、看别人不顺眼之类的理由)去攻击他人，此时该生需要重新评估当前病情，可能无法再在学校继续读书，需住院治疗。如果事件较大，有警察过来调查的话，此时关于学生的疾病就需要告知警察，也须告知被攻击者及家长，毕竟学生在学校受到攻击，需要一个合理的说法并给予赔偿。需要关心心理疾病学生，也同时不能委屈其他学生。

在处理这类敏感和复杂的问题时，重要的是要采取一种平等的态度，同时确保所有行动都符合法律和道德标准。通过这些步骤，可以最大限度地减少伤害，保护所有学生，并促进营建一个安全和包容的学习环境。

Q49.

心理咨询在什么情况下不适用？

　　心理咨询是一种专业的助人活动，它可以帮助个体理清思路、认识自我、寻求成长，但并不是所有情况都适合进行心理咨询。如果在不适用的情况下逼迫学生进行心理咨询，不仅效果不佳，严重时甚至导致病情加重，耽误治疗。所以了解心理咨询的局限性可以更好地帮助学生。

　　如果学生已经被确诊患有严重的精神疾病，如重度精神分裂症，他们可能需要去专业的精神心理科治疗，包括药物治疗或住院治疗，而非心理咨询。在一些急性危急情况下，例如自杀威胁或濒临自杀的情况，心理咨询起不到任何作用。

　　同时，还需要考虑学生自愿的问题。如果学生不愿意接受心理咨询，或者没有足够的动机去改变自己的行为或情感状态，那么心理咨询的效果可能会大打折扣，甚至不会成功。

　　有些学生对心理咨询有误解，认为它不能立刻解决问题或者对其效果持有怀疑态度，这可能影响他们参与咨询的意愿和效果。这时学校应该首先进行耐心的解释和沟通工作，而不是一味地要求学生去做心理咨询。

除了学生自己的意愿，家长的意愿也是很重要的。在一些情况下，特别是学生是未成年人，如果家长不支持或不参与心理咨询过程，学生可能难以获得必要的支持和改变，因为家庭环境和家长的态度对学生的心理健康有着重要影响。如果学生进行心理咨询后在学校出现危险行为，家长很可能会让学校承担相应责任。

最后还有一些特殊群体学生，就是以前有心理疾病目前已经平稳的学生。反复催促他们进行心理咨询可能会让他们内心产生抗拒，感觉被学校特殊对待。对于这部分学生，学校应给予关注而不是逼迫。

在决定是否进行心理咨询时，学生和家长应该充分了解心理咨询的适用性和局限性，并考虑个人情况和需求。如果学生出现上述情况之一，可能需要先解决相关问题，再考虑是否进行心理咨询。同时，学校和家庭应提供适当的支持和资源，帮助学生找到最适合的帮助他们的方式。

Q50.

在校期间容易导致心理疾病学生病情波动的因素有哪些?

在疾病治疗过程中，除了药物的控制外，康复环境对于疾病的治疗也是很重要的。如果康复环境不利的话，治疗效果会大打折扣不说，还容易导致病情出现明显的波动。但是生活并不是一帆风顺的，每个人多多少少都会受到一些挫折。在校期间，很多因素都可能使心理疾病学生出现病情的波动，在此列几个常见的。

（1）环境的改变：环境的改变是一把双刃剑，某些焦虑症患者在换了一个新的环境后可能出现明显的心理舒缓，但是对于某些适应能力较差的学生来说，更换环境反而容易导致病情波动。常见的如学生在刚复学的时候，易出现情绪波动和病情变化。从家里舒适的环境更换到学校受管理的模式会让他们有些难以适应，必要的人际交往也会让他们难以适从，从而导致情绪出现波动，严重时病情会反复。此时需要结合心理咨询来缓解他们的焦虑症状。

（2）女性月经和妊娠期间：女性月经期间雌激素水平改变，会引起内分泌紊乱和失调，也会引起轻微的自主神经紊乱，所以会容易产生情绪的波动，容易上火，容易发怒，也容易失眠。正常女性都如此，更何况存在心理疾病的呢。女性妊娠期内分泌会出现很明显的波动，从而对女性的情绪造成一定冲击。此外，女性妊娠期间还需忍受着各种妊娠反应，而且会担心胎儿生长发育存在问题，容易压力过大，在找不到合适的发泄途径的情况下，可能出现情绪波动。如果存在心理疾病的话，极易导致病情复发。所以在病情没有稳定之前，是不建议妊娠的。

（3）家属的指责：这是个老生常谈的问题了，心理疾病学生需要家属的理解和支持。家属需要知道有时候学生也不想出现这些异常情绪，这些是疾病导致的，难以控制。如果家属在学生治疗期间过度指责，不仅易造成病情迁延不愈，更甚者可能导致病情加重，出现极端行为。

（4）情感问题：包括与同学、室友及恋人发生了争吵。这是最不可控的因素。因为隐私保密的原因，心理疾病学生的同学、朋友可能不知道他们患病的事情，某些时候不会对他们忍让，故发生冲突。而且这种情况下心理疾病学生也不愿意和别人诉说自己的疾病，情绪波动变大，导致病情反复。所以当老师了解到学生的确和班上同学尤其是室友关系较差的话，我们还是优先考虑让心理疾病学生走读或者休学，避免冲突。

当心理疾病像潮水般涌来时，重要的是要寻找那座指引方向的灯塔——支持和治疗。通过了解可能引起波动的因素，我们不仅能够更好地准备应对策略，还能够为那些在心理风暴中挣扎的人提供温暖的避风港。

第六章

心理疾病患者
住院相关问题

Q51.

什么情况下需要去住院治疗？

在心理疾病的治疗过程中，住院治疗通常是在患者症状严重、存在安全风险或需要密切监护的情况下采取的措施。一般来说，住院是不建议拖延的，在某些时刻如果不及时前往医院住院治疗的话，可能会发生无法挽回的事件。那么一般在什么情况下需要前往医院住院治疗呢？

第一种是当患者出现急性精神症状，如严重幻觉、妄想、思维紊乱，且对自己以及他人构成威胁时，需要住院治疗。这种情况是法律允许强行送往医院住院治疗的，不需要患者本人及家属同意，而且警察会协助一起送往医院。

第二种是如果患者有自杀倾向或自伤行为，此种情况下住院可以提供必要的监护和干预，以防止伤害发生。有些患者自杀意愿十分强烈，这不是人为可控的，必须前往医院住院监护。在患者症状改善后才能出院，避免无法挽回的事件发生。

第三种是当药物治疗效果不好时，也可以考虑前往医院住院治疗。药物治疗方案有很多，但并不是每个人都适用，有些患者可能对于当前常用药物不敏感，所以药物治疗效果一直不好。住院可以让医生在实时监控下调整出最适合患者的药物方案，并且药物的不良反应问题也可以在第一时间得到解决。

第四种情况，有些精神分裂症患者可能当前病情并不是那么危险，但是自知力缺失。自知力缺失也是需要住院治疗的，因为这类患者一般不会在家配合治疗，会拒绝服药，导致病情迁延不愈、病情恶化。所以这类患者需要进行封闭式住院治疗，尽快改善自身的病情，恢复自知力。

还有一种情况是某些患者可能需要物理治疗、心理治疗、职业治疗等多种治疗方式，这种情况下需要住院。因为像电休克治疗，是要在住院的情况下才能进行的，以便随时观察患者的康复情况。

住院治疗的目的是提供一个安全、受控的环境，以便患者可以得到全面的评估和治疗。医院会根据患者的具体情况制订个性化的治疗方案，并在必要时调整治疗方案。出院后，患者通常需要继续接受门诊治疗和定期随访，以确保病情稳定并防止复发。

Q52.

精神心理科病房有哪些类型?

在心理疾病的治疗和康复过程中,精神心理科病房扮演着至关重要的角色。随着对心理疾病理解的深入和治疗方法的多样化,精神心理科病房的类型也在不断发展和细化,以满足不同患者的需求。那么,精神心理科都有哪些类型的病房呢?

(1)开放式病房:开放式病房为患者提供了较为宽松的环境,患者可以在医护人员的监督下自由活动,甚至在一定条件下暂时离开病房。这种病房适合病情较轻、情绪较为稳定且有较高自控能力的患者。

(2)封闭式病房:与开放式病房相对,封闭式病房对患者的活动范围有更严格的限制,通常用于病情较为严重或有自我伤害风险的患者。在这里,患者接受更为密切的监控和护理。患者在住院期间吃饭也在病房里进行,只有出院的时候才能走出病房。

(3)心理治疗病房:心理治疗病房侧重于为患者提供心理治疗,如认知行为疗法、精神分析等。这类病房的环境通常更为温馨和舒适,以促进患者的心理健康和情绪稳定。

(4)康复病房:康复病房主要针对病情稳定但需要进一步康复

训练的患者。在这里，患者将参与各种康复活动，如职业技能训练、社交技能训练等，以帮助他们更好地回归社会。

（5）少儿病房：这是专门针对儿童和青少年患者的病房。考虑到这一群体的特殊性，这类病房在设计和治疗上都会更加注重年龄适宜性和发展需求。

（6）睡眠专区：睡眠专区一般是出现明显睡眠障碍的患者居住的病房。这类病房一般要求绝对安静，病房之间隔音效果甚佳，而且会配备睡眠检测仪、音乐放松按摩椅等医疗器械，病床也会更加舒适。不过这种病房收费会比普通病房高。

精神心理科病房类型的多样化反映了社会对心理疾病治疗和康复需求的深入理解。选择合适的病房是确保患者得到有效治疗和关怀的重要因素。随着精神卫生领域的不断发展，未来我们期待更多创新和人性化的病房模式，以更好地服务于心理疾病患者。

Q53.

住院治疗与门诊治疗有什么区别？

心理疾病的治疗可以根据病情的严重程度和患者的具体需要采取不同的形式，其中常见的是住院治疗和门诊治疗。如果患者目前的病情需要住院治疗的话，也无须担心、焦虑，这只是治疗的形式有区别，很多时候，住院治疗更能快速改善病情。

从治疗环境来说，住院治疗中，患者在医院环境中接受 24 小时的监控和护理，医护人员可以密切观察患者的病情变化和药物不良反应，并及时调整治疗方案。门诊治疗中，患者在家中或社区环境中接受治疗，通常需要定期回访医生以监测病情和药物不良反应。虽然是在熟悉的环境中，但药物不良反应的自我监测可能不如住院环境下及时和专业。

在治疗强度上，住院治疗提供全天候的监护和密集的治疗服务，包括药物治疗、心理治疗、物理治疗等，尤其是电休克治疗等物理治疗，是不能在门诊进行的，需要住院观察。不仅如此，住院治疗时医生和护士也可以随时监控患者的病情变化，快速调整药物剂量或更换药物。门诊治疗强度可能较低，患者依赖定期的医疗咨询来调整药物治疗方案，需要更强的自我监控和自我管理能力。

在治疗效果上，对于急性心理疾病发作、严重的情绪障碍、自杀风险高、自我照顾能力差或有严重药物不良反应的患者，住院治疗可以提供控制性强、干扰因素少的治疗环境。而门诊治疗适用于症状较轻、慢性心理疾病患者或病情稳定者，允许患者在日常生活中巩固治疗成果。

上文介绍了这么多住院治疗的好处，那么为什么患者不干脆都选择住院治疗呢？其实门诊治疗也有自己的优势。在住院期间，患者会暂时中断社会活动，如工作、学习和其他社交活动，而处于一个受控的环境，这有助于患者学习如何管理药物不良反应和病情，但这是一把双刃剑，对于患者以后回归社会、回归学校提出了新的挑战。而门诊治疗允许患者继续保持与社会的接触，有助于维持患者正常的社会功能和社交网络。

除此之外，住院通常需要较高的费用，如住院费、护理费、医生诊疗费等，可能会给患者及其家庭带来经济压力。

总的来说，住院治疗和门诊治疗各有优势和局限性，选择哪种治疗方式应根据患者的具体病情、治疗需求和个人偏好，以及医生的专业建议来决定。对于有拒药、冲动、伤人、毁物、自杀等危险倾向的患者，住院治疗通常是最佳选择。而对于同意服药、无明显危险行为的患者，家庭在做好风险防控的基础上，可以选择门诊治疗，并与医生保持密切联系。

Q54.

封闭式病房很可怕吗？

在精神心理科住院治疗中，有一种特殊的病房叫封闭式病房，这类病房主要收治一些病情比较严重的患者，如重度抑郁、精神分裂症等存在严重风险的人。尽管封闭式病房可能会让一些人感到不安，但实际上，这类病房提供安全、专业和治疗性的环境，旨在为患者提供最佳的护理和支持。

设置封闭式病房的目的，主要是为患者提供一个安全的环境，以消除他们自我伤害或伤害他人的风险。这对于处于急性心理疾病发作、有自杀倾向或攻击性行为的患者尤其重要。封闭式病房中，医疗团队可以 24 小时密切监控患者的状况，快速响应他们的需求，及时调整治疗方案；患者可以接受包括药物治疗、心理治疗、物理治疗和康复训练在内的多种治疗方式，以促进他们的康复。

病房工作人员由经验丰富的精神心理科医生、护士、心理治疗师和其他专业人员组成。他们接受过专业培训，能够处理各种精神健康问题。而且病房提供结构化的日常安排，包括治疗活动、团体治疗、休闲活动和个人时间，以帮助患者建立规律的生活习惯。

尽管病房是封闭的，但患者的隐私和尊严仍然得到尊重。他们会有私人空间，并在可能的情况下参与决策过程。病房也会设有探视时间，一方面是让患者感受家庭关爱与支持，另一方面是让家属了解患者在病房里的生活，让家属放心。

因为很多电影及小说把封闭式病房妖魔化了，让很多人产生了恐惧心理，所以了解封闭式病房的目的和运作方式有助于减少恐惧和误解。当患者的状况稳定后，他们可以逐步过渡到开放式病房或门诊治疗，这样有助于减少患者对封闭式病房的依赖，并促进他们与社会融合。

精神心理科封闭式病房并不是一个可怕的地方，而是一个为需要特别护理的患者提供专业治疗和支持的场所。通过教育、沟通，可以有助于消除患者对这类病房的恐惧和误解，帮助患者和家属更好地理解和接受它。

Q55.

心理疾病患者住院治疗期间总是一帆风顺吗?

很多患者在住院治疗期间都碰到一个问题,就是病情可能存在波动。这时患者会感到紧张、焦虑,严重者甚至会产生放弃治疗的想法,疑惑为什么都已经住院了,病情还没完全好。其实这在治疗中是一个常见的问题。为什么会出现这种问题呢?

药物并非马上吃马上生效的,其实大部分精神类药物的起效时间在半月以上,需要血液内药物浓度达到稳态后才能起效果,所以住院第一周感觉没有明显变化是正常的,甚至身体可能因为药物不良反应感觉不舒服,从而压力更大。这种情况下就要调整好自己的心态,等待药物产生效果。不舒服的话也可以及时呼叫医生,得到专业解答,缓解内心压力。

生活并非一帆风顺,在治疗期间患者可能会经历各种各样的生活事件,从而导致情绪波动。很多患者存在一种错误想法,认为药物是压制情绪的。其实不然,药物只是辅助调节情绪,并不会产生对情感的剥夺。所以患者治疗期间还是会对周围事物出现相应的情感反应。这是人之常情。比如抑郁症患者就算在接受抗抑郁治疗,碰到让人难过的事情还是会有情绪低落的表现。

治疗期间也可能在无明显诱因的情况下出现情绪波动，或者诱因缺乏合理性。比如听了一首歌、看了一部电影就出现强烈的情感反应。但是往往持续时间不会很长，程度也会比之前病情发作时轻。

所以在治疗期间如果出现了情绪波动，不要害怕，治疗很难一帆风顺。此时可以先观察自己的症状表现和持续时间，如果程度轻、持续时间短，可以不去理会，不去过分关注，必要时及时寻求医疗帮助。家属也需要给予理解与关照，为患者提供一个良好的康复环境。坚定信念，是治疗中一种重要的心理调节方式。

Q56.

什么是电休克治疗？

提起电疗，很多患者想到的都是电影里的恐怖场景：在阴森的环境中，把患者绑在床上，用高压电电击不听话的患者。其实真实的电疗并没有那么恐怖，相反，适当的电休克治疗是精神心理科有效的治疗手段之一。真实的电休克治疗是指患者在全身麻醉下入睡，并给予肌肉松弛剂及氧气，然后给予大脑短暂电刺激（一般1~6秒），使大脑神经细胞释放化学物质以恢复大脑正常功能，达到改善症状的治疗方法。

电休克治疗是一种改良的电疗方式，它在原基础上使用了肌肉松弛剂、发作监测等，从而更加安全、更加让人容易接受。最近几年，有临床数据表明电休克治疗的应用呈上升趋势。这种现象主要是因为很多医生认识到，尽管抗精神病药的应用前景很好，但是对于反复发作或难治性的患者还是需要电休克治疗辅助的。而且电休克治疗起效比其他治疗方式都要快。

虽然电休克治疗疗效较好，但不能所有患者住院后都进行这种治疗。那么什么疾病适合采用这种治疗方式呢？一般重性抑郁患者，包括单相抑郁、双相抑郁、妄想性抑郁、继发性抑郁（如精神分裂症后抑郁）等，存在自杀风险的患者，电休克治疗效果甚佳；还有躁狂急性发作患者，精神分裂症尤其是一些急性发作患者或存在情感症状、紧张症的患者，分裂情感性精神障碍患者，使用电休克治疗有疗效；紧张症患者，无论是精神病性原因还是躯体原因导致的紧张症状，电休克治疗可算是最有效的治疗方式之一。

Q57.

什么是经颅磁刺激？

在精神心理科的治疗中，经颅磁刺激（transcranial magnetic stimulation，TMS）技术以其独特的魅力和潜力，为我们打开了一扇通往大脑深处的大门。想象一下，无须手术刀，无须药物，只需轻轻一触，便能在无形中调节情绪，缓解痛苦，这听起来是否像科幻小说中的场景？然而，这正是经颅磁刺激带给我们的现实中的奇迹。让我们一起揭开这项技术神秘面纱的一角，探索它是如何成为精神心理科治疗领域中的一颗璀璨新星的。

经颅磁刺激治疗的基本原理其实很简单，即通过电磁感应产生的磁脉冲透过颅骨进入大脑皮质，对大脑与情绪和认知调节有关的区域产生积极影响，改善患者的情绪和认知。它常用于治疗抑郁症、焦虑症和失眠患者。对于难治性抑郁症患者，或者对药物治疗不耐受或不愿接受的患者，经颅磁刺激可以作为替代治疗方法。

经颅磁治疗前需去除对磁场敏感的物体，治疗时患者取坐位，治疗师确定线圈位置并测量运动皮层阈值，然后开始治疗。治疗过程中可能会产生轻微噪声，但通常患者不会受到明显干扰。其实操作起来还是很简单的。

很多患者都有疑问：这种治疗起效时间为多久？要做多少次？其起效时间因病种、合并用药和个体差异而异，有的患者几天内就能感受到效果，大多数患者约需要 2 周。每次治疗时长大约 20 分钟，通常 10 次治疗为一个疗程，患者可能需要治疗 1~2 个疗程以巩固疗效。

重复经颅磁刺激的安全性和耐受性良好，但经颅磁刺激在治疗的过程中也会有些不良反应，常见不良反应包括头痛、头皮不适和面部抽动，通常较轻微。相比抗抑郁药物，重复经颅磁刺激不良反应较小，不会引发胃肠不适、口干、体重增加等不良反应。

随着对经颅磁刺激技术的不断深入研究和临床应用的广泛拓展，我们有理由相信，这一非侵入性神经调控技术将在未来精神健康领域扮演更加重要的角色。它不仅为那些在传统治疗中难以找到解决办法的患者带来了新的希望，也为医学研究者提供了探索大脑功能和疾病机制的新工具。

Q58.

心理疾病患者什么时候可以出院？

相信有很多人好奇，在精神心理科住院一般要住多久？患者什么时候才能出院？以前有个笑话，说什么时候患者承认自己有病，医生什么时候同意患者出院。这显然是存在误解的。严格来说，心理疾病患者出院是一个标志着治疗取得进展的重要时刻，但它也需要细致的规划和评估，以确保患者出院后能够安全地继续其康复过程。

心理疾病患者出院通常意味着他们的症状已经得到了有效控制，且具备了一定的自我管理能力。在患者出院之前，医疗团队会进行一系列的评估，以确保他们已经做好了重返社会的准备。这包括评估患者的精神症状是否稳定，是否能够识别并管理自己的情绪和行为，以及是否有一个具有支持性的康复环境。

在患者住院达到一定的时间（一般 2~3 周）后，医生会综合评估患者的病情，包括症状的改善程度、自知力的恢复情况以及社会功能的稳定性。如果患者之前存在风险行为，比如对于可能对自己或他人构成危险的患者，医疗机构也会进行详细的危险性评估，以确定患者是否可以出院。出院前医疗机构会联系患者监护人，取得监护人的同意。如果监护人不同意出院，但患者经评估已无住院必要的，医疗机构会遵守《中华人民共和国精神卫生法》等相关法律法规，确保患者的合法权益得到保护。

出院并不意味着治疗的结束，而是进入康复过程的另一个阶段。患者需要继续遵循医嘱，定期复诊，并可能需要参与社区康复项目。家庭成员和社会各界的支持对于患者的长期康复至关重要。医疗机构、社区服务和患者家庭应共同努力，为患者提供一个连续的关怀网络，帮助他们维持病情稳定，逐渐恢复社会功能，并最终实现独立生活。

Q59.

心理疾病学生出院后可以马上复学吗?

心理疾病学生出院后是否马上复学,是一个需要综合考虑医疗评估、个人意愿和环境因素的个性化决定。医生、学生及家属需要共同讨论,权衡利弊,制订最适合学生的复学计划。这不仅是一个医疗决定,也是一个关乎社会和教育的决定,需要考虑学生的心理和社会需求。

首先需要医疗团队的评估。医生会根据心理疾病学生的病情稳定程度、症状控制情况以及药物不良反应等进行综合判断。每个心理疾病学生的情况都是独特的,因此复学的决定需要个性化处理。如果病情并未平稳,建议回家休息,暂时不要回到学校。学生本人的意愿和能力也是决定是否复学的重要因素。学生需要有足够的动力和能力去应对学习的压力和挑战。医生需要考虑学生返回学校后可能面临的学习压力。学习负担过重可能会对学生的康复产生不利影响,这是相当关键的。在门诊工作中医生发现有很多学生出现复学没多久病情就产生了反复,又需住院治疗的情况。家庭的支持对于患者的康复至关重要。家庭成员需要了解学生的病情,提供必要的支持和理解。

如果决定复学，学生和家庭需要与学校沟通，制订一个渐进的复学方案，可能包括开始时的短期课程、灵活的上课时间等。学校的环境和对心理疾病的包容性也是需要考虑的因素。一个具有支持性和能获得理解的环境有助于学生的顺利过渡和康复。即使学生开始复学，也需要定期进行医学评估和心理支持，以监测病情的变化并及时调整治疗方案。

其实对于刚出院的学生，医生建议他们在家休息一段时间再考虑复学的问题。但是学业、毕业的压力又促使很多学生、家庭不得不冒着病情反复的风险去复学。医生对此也无能为力。

总之，心理疾病学生出院后是否适合马上复学，需要综合考虑多方面的因素，需要医生、学生、家庭和学校进行充分的沟通和协调。重要的是要确保学生的利益和福祉，同时尊重他们的个人选择和意愿。

Q60.

住院后病情会被上报吗？

　　病情上报一直都是一个很敏感的问题，很多家属都有住院后患者病情会被上报的担心，害怕上报后会影响学生未来的学业及工作，谁都不希望自己的档案里有关于精神疾病的记录。那么住院时病情究竟会不会被上报呢？其实这个要分情况来讨论。

　　如果病情严重，已经出现伤人、毁坏公物行为了，那么被上报的概率很大。这是有政策规定的，根据《严重精神障碍发病报告管理办法（试行）》，精神分裂症、分裂情感性障碍、持久的妄想性障碍（偏执性精神病）、双相情感障碍、癫痫所致精神障碍、精神发育迟滞伴发精神障碍等六种重性精神疾病患者，如果已经发生危害他人安全的行为或有危害他人安全的危险，应当实行发病报告。不过尽管需要上报，但相关工作人员必须加强信息安全意识，注意保护患者个人隐私，不得将患者信息泄露给无关的任何机构与个人。还有一种情况，如果因强制入院时寻求了公安系统的帮助，那么患者是一定会在公安系统备案的。

　　如果不是上述六种重性精神疾病且病情不是很严重，被上报的可能性就很小。即使被上报，如果家属或监护人不同意信息纳入社区管理，可以签署"不同意"的知情同意书。这样，信息只是在系统内备案，而不会受到基层人员的随访管理，也不必担心信息外露。

对于非强制上报范围内的轻微精神疾病，上报更加灵活，病人和家属可以根据实际需要选择是否上报。

上报社区对于患者而言是能拿到部分权益的，如严重精神障碍患者可以依法免费获得基本公共卫生服务，并可以得到优先医疗救助；符合条件的可获得最低生活保障。而且根据精神卫生法规定，社区应建立向精神障碍患者提供康复服务的康复机构，帮助患者进行生活自理能力和社会适应能力等方面的康复训练。患者每年可享有一次免费体检，每月可免费获得精神类药物等；监护人每年可享受监护人补贴。

精神疾病患者住院是否会被上报，主要取决于是否属于规定的六种重性精神疾病，以及患者或家属的意愿。对于重性精神疾病，医院有责任按照规定上报患者信息，而对于非重性精神疾病患者，上报则更加灵活，可以根据患者和家属的意愿决定。同时，患者的隐私权益受到法律保护。

第七章

药物治疗常见问题

Q61.

精神类药物主要的不良反应是什么？

当开始服用精神类药物治疗时，患者可能会出现各种不良反应。这些反应是身体对药物的正常生理反应，多数情况下是暂时的，并且可以通过适当的医疗干预得到控制或缓解。了解这些潜在的不良反应有助于患者和医疗团队提前准备，及时调整治疗方案，以优化治疗体验和提高治疗依从性。以下是精神类药物的主要不良反应。

（1）锥体外系反应：这是典型的抗精神病药物的神经系统不良反应，包括药源类帕金森综合征、急性肌张力障碍、震颤、静坐不能和迟发性运动障碍等。处理这些反应可能需要减少药物剂量或使用抗胆碱能药物。

（2）体重增加：某些药物（如抗精神病药）可能导致体重增加。改善饮食结构，增加蔬菜和高蛋白质食物的摄入，减少碳水化合物和高油脂食物的摄入，以及适量运动，可以帮助控制体重增加。

（3）镇静和嗜睡：一些药物可能导致过度的镇静作用，引起困倦、乏力、头晕等症状。这些症状通常在治疗初期出现，随着时间的推移，患者可能会逐渐适应。

(4)恶性综合征：这是一种罕见但严重的不良反应，表现为高热、肌强直、意识模糊和自主神经紊乱。患者如果出现这些症状，应立即就医。

(5)抗胆碱能效应：某些药物可能导致口干、便秘、视物模糊和尿潴留等症状。建议多食用粗纤维食物，多喝水，并在必要时使用对症治疗药物。

(6)体位性低血压：患者在突然站立时可能会出现血压下降，伴随站立不稳、头晕等症状。建议缓慢改变体位，并在必要时进行药物治疗。

(7)催乳素增高：某些药物可能导致月经不规律、性功能障碍等症状。目前没有特效治疗方法，但可以通过调整药物来控制症状。

(8)皮疹：某些药物可能引起皮疹，特别是在夏季光照强烈时。应避免抓挠，并在必要时使用抗过敏药物。

(9)粒细胞缺乏：某些药物可能增加感染风险。应定期检查血常规，并在出现感染症状时及时就医。

尽管精神类药物可能带来不良反应，但通过积极的管理和适当的调整，大多数患者能够找到适合自己的治疗方案。患者应与医疗团队保持密切沟通，及时报告任何不适，以便医生能够调整治疗计划，减轻不良反应的影响。治疗的目的是改善生活质量，而适当的管理和调整可以帮助患者更好地耐受药物，实现治疗目标。通过共同努力，患者和医疗团队可以一起应对不良反应带来的挑战，实现最佳的治疗效果。

Q62.

药物治疗需要多长时间？

在精神心理科治疗领域，药物是控制症状和改善患者生活质量的重要手段。然而，许多患者和家属对于药物的服用时间常常感到困惑。药物需要服用多久？这个问题不仅关系到治疗效果，还涉及患者的依从性和生活质量。其实这个问题较为复杂，并不是所有心理疾病都有着同样的治疗周期，比如抑郁症和精神分裂症用药时间就不一样。不仅如此，首发和复发的治疗时间也会有差别。下面就先来了解一下常见疾病的用药时间。

抑郁症的治疗通常需要半年至一年，这是因为很多研究表明，如果很快停药，复发的可能性非常大。反复发作的患者，可能需要服药的时间更长，例如几年，有些医生会根据病情平稳时间来确定，比如病情平稳一年后可考虑减少药物用量。

精神分裂症相对而言复杂一些。对于首次发作的精神分裂症患者，急性期治疗通常持续 6~8 周，巩固期治疗通常持续 3~6 个月，维持期治疗建议至少持续 1 年。对于有复发史的患者，第一次复发后，建议持续治疗 2~5 年；对于多次复发的患者，则建议进行长期治疗。对于迁延不愈的患者，建议终身服药，确保病情平稳。

关于青少年群体中常见的双相情感障碍，它的治疗阶段包括急性期、巩固期。急性期治疗目标是控制症状和缩短病程，一般治疗时间为 6~8 周；然后需要巩固治疗以防止症状复发、促使社会功能的恢复，巩固期治疗至少为 1 年。

常见的疾病还有焦虑症、强迫症等神经症，这些疾病的治疗通常也需要半年到一年的时间，以巩固治疗成果并降低复发的可能性。这些疾病通常比抑郁容易复发，所以症状改善后千万不能掉以轻心，应坚持再服用药物 6~12 个月。

需要注意的是，这些时间框架只是一个大致的指导，实际的治疗方案应由精神健康专业人士根据患者的具体情况制订，不同医院可能存在一些差异，毕竟有一些药物的使用没有达到完全达成共识的程度。患者应与医生紧密合作，遵循医嘱，并定期接受评估以调整治疗方案。此外，药物治疗通常需要与其他治疗方式（如心理治疗、社会支持等）结合使用，以实现最佳的治疗效果。

Q63.

不同剂型药物有什么特点？

经常有患者家属问医生：明明是同一药物，后缀名不同会有什么区别吗？比如说常用的碳酸锂，碳酸锂片和碳酸锂缓释片有什么不同的地方吗？其实成分是没有什么区别的，有区别的是制药的工艺。不同剂型药物会有各自的优缺点，选用适合自己的药物剂型也是治疗中关键的一步。

临床上其实最常见的就是平片，名称上就是"药名+片"。它通常含有药物活性成分，以及一些辅助成分，如填充剂、黏合剂和润滑剂。平片的主要特点：①快速释放。平片在口腔中或进入胃部后会迅速分解，药物成分迅速释放，从而快速被身体吸收。②服用方便。平片易于吞咽，是最常见的口服药物形式。③成本较低。由于生产过程相对简单，平片的成本通常较低。所以从经济性考虑，平片是性价比较高的。

有些患者可能症状持续时间比较长，难以控制。这个时候缓释片的疗效比平片好。缓释片是为了延长药物在体内的释放时间而设计的。它们通常含有特殊的药物释放系统，使得药物成分能够在较长时间内逐渐释放。缓释片的特点：①可以减少服药次数；

②提供更平稳的药物浓度；③有助于减少不良反应和提高疗效。由于药物释放缓慢，可以降低药物浓度的峰值，从而降低不良反应的风险。对于需要长期服药的患者，缓释片可以提高患者的用药依从性。如果担心不良反应太大，可以优先选择缓释片。

家长还会经常询问：万一孩子不配合吃药、拒药该怎么办呢？此种情况下可以了解一下分散片的特性。分散片是一种在水中可以迅速分散并溶解的药物剂型。它们适用于那些难以吞咽固体药物的患者，如儿童和老年人。分散片的特点：①快速溶解。分散片在水中可以迅速溶解，便于患者服用。②便于吞咽。对于吞咽困难的患者，分散片提供了一个更易于接受的选项。③便于调整剂量。分散片可以根据需要调整剂量，方便患者服用。

以下问题一直都是很多患者的心头大患：一吃药就腹泻该如何是好？肠溶片就能很好地解决这一问题。肠溶片是一种特殊的药物剂型，它被设计为在到达小肠后才释放药物成分。这种设计通常基于以下目的：①保护胃部。肠溶片可以避免药物在胃中释放，减少对胃黏膜的刺激，尤其适用于那些对胃有刺激性的药物。②减少不良反应。通过在小肠释放药物，肠溶片可以减少药物对胃的刺激，从而减少胃部不适等不良反应。

药物剂型的选择对于确保药物的有效性和安全性至关重要。平片、缓释片、分散片和肠溶片各有其独特的优势和适用场景。在选择药物时，应根据医生的建议和个人需求，选择最合适的药物剂型。同时，正确使用药物，遵循医嘱，是确保治疗效果和减少不良反应的关键。

Q64.

服药期间为什么需要定期抽血?

在规范化治疗的过程中,药物是控制症状和改善生活质量的重要手段。然而,药物治疗并非一成不变的,它需要根据患者的具体情况进行调整。定期抽血检查是这一过程中不可或缺的一环。相信有些患者会有一些问题:为何要抽血? 抽血都检查些什么项目? 多久检查一次? 在此系统地讨论这几个问题。

首先是为何要抽血。其目的主要是通过抽血了解药物在体内的浓度,帮助医生判断药物是否达到了治疗剂量,以及是否需要调整治疗方案。血药浓度还可以明确患者是否按量服药,如果浓度过低,优先考虑是否存在不按时服药行为。这对于提高患者的服药依从性非常重要。除了治疗的需要,抽血也可以判断药物对患者身体是否造成了损伤,如白细胞下降、肝功能异常等,并进行对症处理,然后通过再次抽血检验来评估治疗效果。

在服药前也需进行一次抽血检查。因为躯体疾病也可能引起精神症状,所以在开始服用精神类药物之前,需要完成必要的检查化验,以排除器质性疾病引起的精神异常。服药前的检查化验还可以帮助医生选择合适的药物,避免使用可能引起严重不良反应的药物。如果患者在住院治疗，通过血药浓度监测，医生可以估算出达到有效治疗浓度所需要的剂量，缩短剂量调整的时间，提高疗效，降低治疗成本和用药风险。

抽血的项目除了服用药物的血药浓度外，主要包括血常规、肝肾功能、血脂血糖及甲状腺功能等，这些项目囊括了药物极可能造成的异常指标。如果躯体不适感较明显，也可以配合心电图、脑电图、CT、核磁共振等特殊检查。

抽血的间隔因人、因药、因病情而定，个体化差异十分明显。对于病情平稳、无明显躯体不适症状的患者来说，2~3 个月抽血 1 次即可。药物使用较多、量较大和病情波动明显的患者建议 1 个月抽血 1 次，有异常及时解决。如果出现指标异常，如肝肾功能数值异常，建议在处理后半个月左右复查一次异常指标，如果恢复正常可暂停护肝护肾药物，如仍有异常，则建议继续治疗直至指标正常。

定期抽血检查是确保精神类药物治疗安全、有效的关键步骤。它不仅有助于监测药物的疗效和安全性，还能及时发现并处理潜在的问题。虽然抽血检查可能会给患者带来一定的不便，但与治疗的长期成功和患者的健康相比，这是一项必要的检查。

Q65.

为什么药物治疗后状态越来越差？

在临床中经常碰到患者在用药初期出现自己感觉状态越来越差的状况，导致无法继续接受治疗，甚至拒绝继续服用药物。

明明在药物治疗下病情会逐渐稳定，为什么会出现这种情况呢？前文提到过精神类药物起效时间的问题，这里不加赘述，在药物没起效之前，患者的病情是可能较之前加重的。还有一个药物有效率的问题，比如抗抑郁药物并不是对所有患者均有效果，目前有效率在70%左右。所以有些患者会感觉治疗效果不佳。这种情况下就需要进行药物方案的调整，慢慢改善，不能急于一时。如果患者比较痛苦，可以考虑住院治疗，在医院对药物方案进行调整，碰到问题可以及时解决。

还有一种情况是双相情感障碍患者，服药后反而感觉自己反应能力、思维能力不如之前了，感觉自己变迟钝了。的确，这种感觉是真实的。双相情感障碍躁狂发作期间患者会感觉思维明显活跃，兴奋话多，精神显得十分亢奋，精力十分充沛，在服用情绪稳定剂治疗后，情绪平稳了，躁狂症状也会消除，所以患者难以接受平静状态下的自己，感觉没有之前那么快乐了。其实医生也不是想剥夺患者的愉悦感，只是双相情感障碍躁狂发作产生的愉悦感是一种病态的表现，很难控制，经常存在波动，从长远来看对患者的身心健康是很不利的，是不值得去追求的。

Q66.

精神类药物会成瘾吗?

　　相信这个问题也是很多患者及其家长在就医后面对药物使用的一大问题。患者害怕成瘾后离不开药物。所谓"成瘾",简单来说,是指一个人对某种物质的需求不断增加,服用以后就感到舒服,一段时间不用就会全身难受,比如烟瘾、酒瘾、毒瘾、药瘾等。

　　精神类药物会成瘾吗? 答案是基本不会成瘾。常用精神类药物有四类:抗精神病药、抗抑郁药、抗躁狂药和抗焦虑药。这些精神类药物有不同的作用机制,但都不是通过刺激让人成瘾的"犒赏中枢"来达到治疗效果的。那么为什么说"基本不会"呢? 因为抗焦虑药里面有苯二氮䓬类药物,像我们经常听说的劳拉西泮、奥沙西泮等,存在一定的成瘾性和耐受性。但大家不用担心,这些药物只有长期大量使用才会成瘾,按照指南规范使用可以让成瘾性降低。

　　既然精神类药物不会成瘾,那么为什么会有人觉得不能停药呢? 这个现象不是药物导致的,而是心理疾病本身的慢性、反复发作的特点造成的。很多患者在经过治疗达到痊愈后还会复发,有些患者复发后症状会更为严重;此外有一部分患者一直迁延不愈,波动不稳。

　　所以患者及其家属眼里看到的现象——"服了精神类药物，就停不下来了"，不外乎两个原因：一是病情没有得到有效的控制，疾病慢性化；二是病已经好了，但仍然需要维持治疗预防复发。

Q67.

药物使用期间无法学习怎么办？

　　我们之前提到过关于药物的不良反应，头晕、乏力是比较容易出现的，这种不良反应对于正在读书的学生来说困扰很大，因为不良反应会导致上课难以集中注意力，成绩下降。除了不良反应，在学生治疗双相情感障碍期间，情绪稳定剂也可能让学生因情绪平稳而感觉思维变慢，无法正常学习。面对用药期间的学习挑战，学生首先需要保持积极的态度，相信自己能够找到解决问题的方法。与医生及时沟通，调整治疗方案，以及采取一些实用的学习策略，都是提高学习效率的有效途径。

　　学生应与医生或临床心理医生沟通自己在用药期间遇到的影响学习的问题。医生可能会调整药物剂量或更换药物，以减轻影响认知和注意力的不良反应。学生自己也可以创造一个安静、整洁、光线适宜的学习环境，这样有助于提高学习效率。避免在床上或沙发上学习，以免引起困倦。在用药期间，学生不宜给自己树立过高的目标，要根据自己的注意力和精力状况，制订切实可行的学习计划。学生可以将学习任务分解，每次集中精力完成一小部分，适当休息后再继续，还可以尝试使用思维导图、做笔记、复述等学习方法，帮助理解和记忆。与同学讨论或向老师求助，也是很好的学习方式。学习之余，学生可以适当参加一些轻松的娱乐活动，如散步、听音乐、绘画等，以放松身心。学生应保证充足的睡眠，这样有助于提高学习效率。学生还可以学习一些专业的技巧，如正念冥想、深呼吸等放松技巧，有助于缓解焦虑，提高注意力。每天花几分钟进行冥想练习，有助于提高学习专注力。

除此之外，保持积极乐观的心态，相信自己能够克服学习上的困难。遇到挫折时，及时向家属、朋友或老师寻求鼓励和支持。在生活上保持均衡饮食、规律运动、充足睡眠等，对于提高学习效率和改善情绪都非常重要。避免吸烟、饮酒等不良习惯。

心理疾病学生在用药期间遇到学习上的困难时，需要综合运用各种策略，如改善学习环境和方法、合理安排时间、保持健康的生活方式等。通过积极应对和适当的调整，学生可以逐渐克服学习障碍，提高学习效率和生活质量。同时，家属、老师和朋友的理解和支持，也是帮助学生渡过难关的重要力量。

Q68.

停用药物的特殊情况有哪些？

俗话说"是药三分毒"，心理疾病患者在服用精神类药物的时候可能会存在一些不良反应，导致躯体不适。但在什么情况下患者需要及时就诊找医生复查并考虑停药问题呢？在此就一起来谈谈这个问题。

（1）躯体不适感过于严重。即便是相对安全的新型抗抑郁药，很多患者在使用过程中也会出现不良反应，如肠胃不适、体重增加、出现心血管问题、性功能障碍、出血等，严重时可能需要停药，并密切监测躯体状况。不过如果只是出现头晕、乏力等不适感，就不用过于担心，一般这种情况过几天就会有所改善。

（2）妊娠及哺乳。越来越多的证据显示，妊娠期使用药物可能带来一些问题，且抗抑郁药可通过妊娠及哺乳进入孩子体内。然而，抗抑郁治疗对母亲也很重要。因此，停用抗抑郁药的获益必须与妊娠期抑郁的危害相权衡，与妇产科医生保持密切沟通也很关键。

（3）疗效不佳或无效。对于患者而言，一种特定的药物可能在治疗过程中的任何时段都疗效不佳，包括治疗最初无效，以及治疗一段时间疗效下降。除了其他手段之外，停用现有抗抑郁药也应纳入考虑之中。

（4）病情已有所改善。使用抗抑郁药治疗心境或焦虑障碍的患者中，有不少在联用心理治疗后症状改善，此时可评估继续用药的必要性。及时前往医院复查，考虑将药物减量或缓慢停用。

（5）药物过敏。药物过敏的可能性一般比较低，但如果服用药物出现过敏，一定要及时前往医院复查。首先排除过敏原，确定是否是药物引起的。药源性的过敏处理除了使用抗过敏药之外，还得停用目前服用的药物，这时需要医生对方案做出调整。

以上都是常见的停用精神类药物的情况，大家注意，因以上原因停药的前提是一定要找医生复查评估，擅自停药容易造成病情波动、复发。

Q69.

服用精神类药物为何不能喝酒？

学生放假回家后免不了参加各种同学聚会，其实对于医生来说，患者出去聚会是一件好坏参半的事情。"好"是因为患者与他人沟通可以其促进社会功能的恢复，"坏"就是害怕年轻人聚会时喝酒不太好控制。基本上对每一个就诊的患者，笔者都会反复强调不能喝酒。在此就来讨论一下为何在服用精神类药物的时候不能喝酒。

首先，我们要明白，药物效果的强度与维持时间与到达作用部位的量和代谢速率等因素相关，而乙醇通过影响药物的药代动力学而影响药物的作用。长期饮酒会影响药物的代谢酶，降低药效，增加不良反应。例如喝酒导致药物的代谢酶被激活，在停止饮酒几周内仍可影响药物的代谢。使用某些药物，少量饮酒者比不饮酒者需要更高的剂量。总体而言，就是乙醇对药物的效果有很大的影响，服用药物期间喝酒会影响病情，甚至导致病情反复。

其次，乙醇与药物竞争相同的代谢酶而抑制药物的代谢，延长和增强药物的负面作用，从而增加药物的不良反应。举例如下：①抗精神病药物。抗精神病药属于中枢神经系统性抑制剂，如果服药期间同时饮酒，可增加中枢抑制作用，对精细活动、判断能力、身体协调性、运动能力有一定影响，损害大脑细胞、影响药效、增加药物毒性。②抗抑郁药。乙醇本身会影响人的判断能力、身体协调性、运动能力及反应时间，而抗抑郁药与乙醇的组合则会使这些损害加重。乙醇具有抑制中枢神经系统作用，会引起镇静和嗜睡的不良反应，而部分抗抑郁药也有这些不良反应，二者组合则会加重这一不良反应。③抗焦虑药。经常使用的镇静催眠药，本身就有一定的抑制呼吸、心跳的作用。乙醇也有相同作用，两者合一可使人反应迟钝、昏睡，甚至昏迷不醒，呼吸及循环中枢也会受到抑制，出现呼吸变慢、血压下降甚至呼吸停止而死亡。

总之，服用精神类药物期间应避免饮酒，最好不要食用含有乙醇的食品或者药物，如米酒、人参蜂王浆、豆腐乳、藿香正气水等。从严格意义上讲，只要吃了药，就不宜饮酒了，不管是白酒还是红酒、啤酒。积极治疗后病情会改善、稳定，医生会慢慢减少药量直至不用服药，到那个时候，学生再与朋友把酒言欢也不迟。

Q70.

碰到撤药反应怎么办?

在药物治疗过程中,患者可能会遇到撤药反应。撤药反应是指患者在停止使用精神类药物后出现的一系列身体和心理症状。很多患者会把撤药反应和药物成瘾混为一谈,其实不然。撤药反应并不是药物成瘾的标志,而是身体对药物中断的适应反应。

一般的撤药反应主要是神经系统和心血管系统症状,如多汗、虚弱、疲乏、疼痛、寒颤、眩晕、呼吸困难、心动过速、高血压等。严重一些可能影响到消化器官,表现为呕吐、厌食、腹泻、腹胀、腹部痉挛等。患者应避免突然停止服药,因为这样容易引起撤药反应。应该在医生的指导下逐渐减少药物剂量,让身体有时间适应药物水平的变化。在减药过程中,要密切注意任何不适症状的出现,如恶心、头痛、焦虑、情绪波动等,并及时向医生反馈。医生可能会建议恢复到原来的药物剂量,并更缓慢地进行减药。患者不用担心,撤药反应一定会逐渐减轻甚至消失的。对于不良反应症状,如食欲不振、恶心、呕吐、头痛、失眠等,可以在医生的建议下使用对症治疗药物。

除了医疗咨询,心理治疗也可以帮助患者缓解撤药反应中的心理症状，如焦虑或情绪低落。患者自己可增加运动和适当放松，如瑜伽、冥想等，它们可以帮助缓解撤药反应中的不适。除此之外，参与社区康复活动，如有氧运动、兴趣小组等，可以提供额外的支持和分散患者对撤药反应的注意力。当自己内心存在疑惑时，除了咨询专业人员，也可上网了解撤药反应的相关知识，知道这是停药过程中可能出现的正常反应，这样可以帮助患者减少恐惧和焦虑。

　　撤药反应的管理和缓解通常需要在医生的指导下进行，可能包括逐渐减少药物剂量、使用其他药物辅助缓解症状、提供心理支持等措施。重要的是，患者不应自行停药或改变药物剂量，而应在医生的指导下进行，以避免撤药反应或病情复发的风险。

第八章

心理疾病学生休学与复学问题

Q71.

休学在家不适合做什么事？

经过系统治疗休学在家后，病情会趋近稳定，症状得以改善，此时疾病会进入康复期。在这个阶段很多患者会感觉自己比以前好多了，可以开始正常的学习生活了。但是医生的建议一直都是康复期间需要避免生活或者精神方面的刺激。本期我们就一起来讨论一下医生不建议康复期做的事情。这是从复查患者病情变化中得到的一些经验以及教训。

（1）马上投入一段恋情：投入一段恋情不管是对于精神稳定或者存在心理疾病的人来说，都是需要花费一些精力的。两个人可能因各种原因产生矛盾，进而出现争吵。对于存在心理疾病的人来说，这种争吵就很容易出现情绪波动，进而导致病情变化甚至复发，这就未解决康复中一个很关键的问题——未提供良好的康复环境。如果是双相情感障碍患者，出现躁狂发作可能还会有一些危险性。更甚者如在康复期间两人感情破裂，患者可能会因为应激障碍导致病情复发，使之前的治疗前功尽弃。

（2）饲养宠物：很多地方都说心理疾病的患者可以饲养宠物来转换注意力或者增加生活乐趣，是一种很好的治疗方式。我不这么认为，因为饲养宠物治愈自己只是这件事的正向作用，这件事还需要考虑它的风险。宠物并不是能保证能健健康康生活的，需要照顾，如果生病的话会耗费患者的大量精力，并且时刻要为它担心。更有甚者，我之前面诊过一个抑郁复发的患者，本来治疗已接近尾声，患者状态不错，但就是因为饲养了一只狗得病去世了，病情复发，患者出现极重的抑郁情绪和认知障碍，固执地责怪自己，存在自责自罪的表现，使得治疗又需要重新开始。由此可见饲养宠物是一件非常有风险的行为。

（3）马上投入节奏快，压力大的学习中：很多患者在康复期间都会存在一个错觉，我已经完全好了，可以马上开始学习了，之后进入紧张的学习中，熬了几个夜，看了几本书后，再次前往门诊就诊，自己感觉适应不了，而且焦虑感大大增加。因为在治疗期间很多人都是在休息，就像员工上班一样，已经脱离工作环境太久，如果马上回归，肯定会出现一些适应障碍，轻者会心慌心悸，焦虑不安，严重可能直接导致病情复发。所以在重新回到学习生活之前，需要一定的心理建设，可以做心理咨询来改善目前心理状态，或者从少量学习开始缓慢适应，有一个过渡的过程后，可以把病情波动的风险明显降低很多。

Q72.

精神心理科为什么要频繁复查?

　　经常有患者提问：为什么精神心理科复查的频率如此之高，甚至有时候半个月就需要复查一次，让患者感觉到麻烦、不方便？的确，在临床科室中，精神心理科是属于复查频次较高的，不仅是因为精神心理科的特殊性，也因为心理疾病的一些特性。在此讨论一下精神心理科频繁复查的原因。

　　(1)复查有利于掌握患者病情的变化。心理疾病治疗过程中，病情是会出现变化的，不管是往好的方向还是往坏的方向，医生都希望能尽早得知并依据变化来调整治疗方案。举个例子，青少年抗抑郁治疗过程中，是可能出现躁狂发作的，如果患者不来复查，耽误病情，可能躁狂表现就会愈发激烈，难以控制。

　　(2)增强治疗的连续性。心理疾病的治疗是一个较为漫长的过程，有可能需要患者长期服用药物，在临床治疗指南中，抑郁首发患者的治疗周期都在 12 个月以上。这就需要患者配合，很多患者可能感觉到好转后就自行停药，导致病情反复发作，迁延不愈。这时及时复查就能加强医患之间的沟通，有效将治疗延续下去，降低复发风险，改善疾病预后。

（3）治疗需要定期进行抽血化验。虽然患者在使用药物时，医生会考虑患者身体情况给予最适合的方案，但俗话说"是药三分毒"，不良反应再小的药，如果长期使用，也需要定期检查抽血化验身体指标。比如常见的肝功能检查，药物大部分通过肝脏代谢，所以长期服药是可能存在药源性肝损伤的，如果及时发现，早治疗，就不会对身体产生大的影响；但如果长期不复查，就可能因服药出现脏器损伤，让患者出现新的烦恼，对治疗百害而无一利。

其实医生也能理解患者的无奈：医院太远，药物不良反应太大，难以维持定期的复查。所以医生线上办公将会是未来的大趋势，这样可远距离复查，为患者排忧解难。

Q73.

为什么需要社会支持？

前文中多次提过"社会支持"，在心理疾病的漫长治疗过程中，患者不仅要面对疾病本身带来的挑战，还要应对社会偏见、孤立和经济压力等问题。社会支持在这一过程中扮演着至关重要的角色，它不仅能够为患者提供必要的帮助和理解，还能促进他们的康复和社会融入。

对于长期照护心理疾病患者的家庭来说，社会支持可以显著减轻他们的照护负担。家庭照护者常常面临生理、心理、经济等多方面的压力，社会支持能够提供必要的帮助和理解，提升他们的生活质量。

社会支持可以促进患者更好地遵循医嘱，按时服药和接受治疗。这对于控制病情和预防复发至关重要。心理疾病患者可能会感到孤独和被社会孤立，社会支持可以提供情感上的安慰和鼓励，帮助他们建立自信和获得社会归属感。而且社会支持网络有助于患者参与社交活动，建立友谊，保持社交联系。这对于改善患者的心理健康和康复非常重要。在患者内心脆弱时，良好的社会支持可以在患者面对生活压力和挑战时提供必要的帮助，增强他们的心理韧性。

　　研究表明，通过为严重心理疾病患者家庭照护者提供充足的社会支持，并提高其对社会支持的利用度，有助于促进患者的康复，提升弱势家庭的获得感，并且有助于减轻与心理疾病相关的病耻感，鼓励患者寻求帮助，减少社会隔离。在患者病情改善后，社会支持可以帮助患者更好地融入社会，维持正常的社会功能和提高生活质量。

　　通过家庭、朋友、社区组织、医疗机构和政府的共同努力，可以为心理疾病患者创造一个更加包容和支持的环境，帮助他们战胜疾病，重拾生活的希望和信心。

Q74.

为什么不要过度关注？

　　随着近年来家长、老师对青少年心理疾病的认知越来越全面，对青少年的心理更加重视，但是这种重视与过分关注却让青少年的心理压力加重，有些青少年不堪重负下病情非但没有好转，反而更加严重。

　　大多数家长面对身患抑郁症的孩子，心情都是非常焦急的，而且伴随很强烈的焦虑感，往往是孩子病情还没有恶化，家长反而自乱阵脚，不知所措。

　　当孩子生了病，家长本来是给孩子托底的，但现在家长自身也很焦虑，不断地传递压力，这不仅无益于孩子的康复，还会导致孩子感觉自己"罪加一等"，加重他们的自卑、自责、愧疚。这种过度关注，除了增加孩子的心理负担外毫无益处。帮助孩子在得病源头用力，给孩子提供一个良好的家庭氛围，才是做家长应有的责任和担当。

　　家长为什么会过度关注？一部分家长过度担心孩子的未来，把学习放在了身心快乐的前面考虑，而不是尊重孩子患病的事实，以平常心陪伴孩子走向康复。还有一些家长，不能面对孩子的现状，觉得是自己做父母的失败，是孩子不争气、没出息。拥有这样的心态，传递给孩子的是更大的无力感、无助感、无望感。什么叫顺其自然、为所当为？就是尊重得病的事实，无条件地接受这个事实，然后做自己想做的事，做自己能做的事，做自己该做的事。面对有心理问题的孩子，面对不懂得求助的孩子，父母应学会放下过度关注，让孩子自己学习、成长，学会爱自己。

Q75.

如何与双相情感障碍患者长久相处？

双相情感障碍是青少年患病率很高的疾病，甚至在青少年中，双相情感障碍的患病率高于抑郁症，与这类患者的相处模式比与抑郁症患者的更复杂，毕竟在患者出现躁狂表现的时候，只是理解是无法让患者情绪平稳下来的。前文提到过需要家庭支持，良好的家庭支持可以让患者的病情得到稳定。那么如何才能提供良好的家庭支持呢？在此先不谈论如何理解患者，因为理解是最基础的支持，如果做不到理解，以下方法也很难实现其价值。

（1）与患者共同制订应急预案。家属可能是地球上最了解患者症状走向的人。时间一长，家属甚至可能具有"预测"能力，即患者什么时候正在往"高"的方向走，或者正在逐渐"低"下来。家属或许无法阻止疾病的发生，但可以与患者一起制订方案，共渡难关。例如，针对可能到来的躁狂发作，家属可以未雨绸缪，预防其无节制地购买大件商品或参与危险活动；针对可能到来的抑郁发作，家属可以有所安排，以免其无法按时完成非常重要的任务，也可以在其遇到困难时伸出援手。在这种情况下，经验很重要。

（2）患者情绪不稳时，别往心里去。当患者出现抑郁、易激惹、愤怒时，家属很可能认为患者是在攻击自己。心境不稳其实是双相情感障碍的重要症状，它的背后是化学物质的紊乱。面对情绪不稳的患者，即便有一定难度，家属也要控制自己，别意气用事，甚至上纲上线。跟患者沟通，告知患者自己能做些什么，自己希望患者尝试做些什么，并了解患者的需求，这样可以避免事态的升级，比如声调升高、冷战，以及真正针对家属的攻击。

（3）再辛苦再困难，也要好好过日子。当家属因为患者的病情而心力交瘁时，会很容易忘记两个人那些愉快的回忆。然而，家属终究还是要立足现实，创造空间以享受彼此的陪伴，共同玩乐，好好过日子。

双相情感障碍患者在病情稳定时情绪和常人无异，只会偶尔存在一些小的波动，需要家属耐心对待，相信每一位双相情感障碍患者的病情在如此和睦的家庭氛围中都能得到长久的稳定。

Q76.

休学在家如何消磨时间？

休学在家对于心理疾病学生来说，可能充满挑战。没有了校园生活的规律作息和同伴的陪伴，他们可能会感到迷茫和孤独。然而，这段时光也可以提供自我探索、成长和恢复的宝贵机会，关键在于找到合适的活动来充实自己，同时促进身心健康。

阅读是一种很好的逃避现实的方式，同时也能增长知识，学生可以选择自己感兴趣的书籍。除了阅读外，绘画、写作、音乐、编织等艺术活动不仅能提供创造性的发泄渠道，还能帮助提高学生专注力和自我表达能力。适度的体育活动，如瑜伽、散步、游泳或舞蹈，有助于调节情绪和促进身体健康。定期锻炼还能增强体力和自信心。如果想锻炼自己社交方面的能力，参与志愿服务是一个好的选择，这样不仅能帮助他人，还能提供社交机会和增强自我价值感。学生可以根据自己的兴趣和能力选择适合的志愿活动。

在病情平稳一些后，心理疾病学生可以适当提高自己的生活能力。参与家务活动和学习烹饪可以提高生活技能，同时也能为家庭作出贡献。家属也可以适当给予一些奖励，激发学生的积极性。如果有可能，心理疾病学生应继续接受心理治疗，如认知行为疗法或精神分析，以帮助处理情绪问题和改善心理健康。此外，通过心理咨询师或者网络学习冥想、深呼吸或渐进性肌肉放松等放松技巧，可以减轻压力和焦虑，促进心理健康。情绪平稳时，可以利用休学的这段时间来思考个人目标和未来规划，包括教育、职业和个人发展。

心理疾病学生休学在家的日子，虽然可能充满了不确定性和挑战，但也是他们自我发现、学习新技能和恢复健康的重要时期。通过参与有意义的活动、保持积极的生活态度，并在需要时寻求支持，他们可以充分利用这段时间来促进个人康复和成长。

Q77.

休学在家网络成瘾怎么办？

在休学期间，心理疾病学生可能会发现自己有更多的空闲时间。对于许多年轻人来说，网络成为这些时间里的主要内容。然而，当网络使用过度甚至成瘾时，它可能会对康复过程和日常生活产生负面影响。网络成瘾不仅会影响学业和社交能力，还可能加剧原有的心理健康问题。因此，家属正确应对网络成瘾对于休学在家的心理疾病学生来说至关重要。

对于病情较平稳、不会出现冲动行为的学生来说，解决网络成瘾问题从来都是堵不如疏。心理治疗是第一选择，可以通过认知行为疗法来缓解成瘾表现。这是一种基于认知行为模型的治疗方法，它通过改变个体的认知和行为模式来减少成瘾行为。心理治疗师会帮助学生识别和挑战与网络成瘾相关的负面思维模式，并发展更健康的应对策略。当然，想马上戒除网瘾也不现实，需要对学生进行元认知的目的性、计划性、自我监控和时间控制等方面的训练。例如与心理疾病学生协商行为契约，明确上网的时间和条件，以及违反契约的后果。如果表现得好，遵守了契约，则予以奖励，奖品可以是学生喜欢的东西，如一件衣服、一双球鞋。多鼓励学生参与其他活动,如体育运动、艺术创作等,以减少对网络的依赖。

如果学生病情不太稳定,波动明显,则需要前往医院复查,寻找成瘾是否有内在的原因。医生可能会推荐使用药物来帮助控制与网络成瘾相关的情绪问题,如焦虑或抑郁。我们也要考虑一种最极端的情况,即学生当时只愿意把网络当作自己唯一的发泄途径,离开了网络就会出现明显戒断反应,病情复发,这时住院调整是一种好的选择。

网络成瘾是一个复杂的问题,它需要通过多方面的努力来解决。对于休学在家的心理疾病学生来说,家庭、学校和社会的支持是帮助他们应对这一挑战的关键。通过认知行为治疗、家庭支持、社会支持系统、兴趣转移和专业咨询等方法,我们可以帮助这些学生重新获得对网络使用的控制,减少对网络的依赖,并促进他们康复。

Q78.

心理疾病学生复学需要办理哪些手续?

心理疾病学生复学是一个需要细致规划和准备的过程,涉及多个步骤和必要的文件。一般来说,休学时长是一年,时间上都是比较确定的,特殊情况下可以只休学半年。但是对于学生而言,休学半年,不仅康复时间较短,而且学业的压力也更大。休学半年的学生复学后一般是跟着原班继续学习,需要短时间内补上半年所缺课程,而休学一年的学生复学后可以留一级。

当休学快结束时,就要开始准备复学相关事宜了。重中之重就是医疗评估。学生需要提供精神心理科出具的具有法律效力的医疗诊断评估文件,证明按其心理或精神状况,已经可以在校学习、生活。通常需要由三级甲等医院精神心理科或省部级精神卫生中心开具的恢复健康诊断证明。在取得证明文件后,及时与学校管理层、辅导员和教师进行沟通,讨论学生的特殊情况和需要。学校可能会根据学生的具体情况提供必要的支持和调整。学生提出复学申请并提交相关医疗证明后,学校可能要求学生填写特定的复学申请表,并由家长和学生签字。

学生返校后并不代表流程已走完,学校会要求学生进行心理评估，以确保他们的心理状态适合回归学校环境。这可能包括与学校心理中心的面谈或视频评估。一些学校还会成立专门的评估小组，对申请复学的学生进行综合评估。小组成员可能包括学院领导、辅导员、心理中心人员、外聘的专家等。学生在评估前需要提供休学期间的治疗情况材料，包括随诊医嘱、开药服药情况等。学生复学还需符合学校的学籍管理规定，可能需要按照学校的要求办理相关手续，如注册、选课等。复学后，学校可能会持续关注学生的情况，并提供必要的心理支持和咨询服务，需学生配合。

如果学生休学前病情比较严重，出现过冲动行为，学校可能要求学生和家长签订安全协议和安全责任承诺书，以明确双方的责任和义务。有些学生因睡眠问题、适应问题可能暂时需要家长陪读并在外居住，签订相关安全协议后可继续学业。

复学流程可能会因学校和地区的不同而有所差异，因此学生和家长应与学校密切沟通，了解具体的复学要求和流程。同时，保持与医生的沟通，确保学生在复学前得到充分的准备和支持。

Q79.

心理疾病学生复学的注意事项有哪些？

对于休学在家的学生及家长来说，复学后应该注意哪些事项是一个很大的疑惑。其总体原则是，病情稳定最重要，其次是完成学校规定的课程、完成学业，最后是成绩上的要求。人在不同的人生阶段有不同的任务，不管之前学习成绩多么优秀，要接受患病的事实。在疾病的影响以及药物的不良反应下，很可能学生的学习能力、社交能力没有之前那么好，学生如果始终无法接受自己短暂性的不足，则可能出现长远的痛苦。复学需要注意的主要是以下几点。

（1）按时服药。复学后的心理疾病学生，按时服药是非常重要的，因为这是保障病情稳定的基础。对于在家居住的学生，可以采取早、晚两次服药的方法。这样做的好处如下：一是有家属的提醒不容易忘记服药；二是可以避免在学校服药被同学看见而感到尴尬。

对于住校的学生，服药主要依靠自我管理。为了防止忘记，可以采用定闹铃提醒的方式。刚复学的一段时间里，家长也可以每天通过微信或电话提醒。学生对疾病要有正确的认识，心理疾病是慢性病，需要在医生指导下在较长一段时间内服用药物。在服药时，如果是住宿生，服药时可以把药瓶换成维生素或其他保健药的药瓶，以防同学发现后引起一些麻烦。

（2）作息规律。处于恢复治疗期的患者，睡眠时间要充足，建议保证每天 8~9 小时的睡眠时间，最好 22:00 之前睡觉。人的睡眠的黄金时间是 23:00 到次日 2:00。这样最符合人体激素水平的变化。作息时间错乱后，容易引起内分泌失调。最重要的是，睡眠时间过少或作息紊乱不利于病情稳定。为了防止药物的过度镇静这一不良反应导致起床困难，建议晚上尽可能早一点服药，建议在 20:30 左右服药。如果高中生需要晚自习，建议下了晚自习立刻服药。

（3）降低学习要求。心理疾病学生在学习方面不要对自己有太高要求，以免过于逼迫自己，应接受自己短暂性的不足。休息了一段时间，加上疾病和药物的影响，复学后在学习上如果像病前一样要求自己，会存在一定困难，所以需要降低对学习的期待。首先做到形式上与大家一样，正常地吃饭、去教室上课、睡觉，然后再慢慢提高学习的效率。

（4）家庭支持。家庭支持是康复中重要的因素。复学后学校里发生的高兴的事要跟父母分享，让父母放心；不高兴的、有压力的事也要跟父母分享，和家属一起想办法，一起去面对困难，积极应对，切勿报喜不报忧。父母也要加强与老师或者辅导员的联系，多一分耐心，以便了解学生在学校的情况。

Q80.

如何快速适应复学生活？

重返校园对于经历过心理疾病挑战的学生来说，不仅是一个令人振奋的新的开始，也是一次重新融入学习生活的宝贵机会。面对复学的挑战，这些学生可能会感到既兴奋又紧张。但是如何重新适应校园生活始终是一个绕不过去的话题，令复学的学生感到焦虑。休学在家与在学校的节奏是完全不同的，如何才能快速适应、尽量降低病情复发风险是我们需要关心的一个问题。

前期准备相当重要。在复学前，学生和家长应该与学校沟通，了解学校的环境、课程安排和期望。提前熟悉校园路线、教室位置和学校的日常流程可以减轻焦虑。在学习预期方面，学生应该把自己的预期目标适当降低，我们可以设定短期和长期的目标，但也要对自己有耐心。刚开始不需要追求优异的成绩，而是要专注于逐渐适应学校生活。到了学校后一定保持规律的作息时间，包括在固定时间的起床、就寝、用餐和学习，这样有助于提高生活稳定性和可预测性，减少焦虑。学生可以提前一周在家按照学校作息来提高适应性。学生可先返校居住数天，如果实在不适应学校居住环境，可考虑前期家长陪读或走读，等适应学校生活后再回宿舍居住。

回到学校后，可以利用学校提供的心理咨询服务，加入支持小组，或者与信任的朋友和老师交谈。社会支持对于适应新环境至关重要。在社交方面，学生不应强求，一开始不需要参与所有的社交活动，而是可以从小型或一对一的互动开始，然后逐渐增加参与度。当出现紧张情绪时，可以学习有效的压力管理技巧，如深呼吸、冥想等，帮助应对学校生活中的压力。需要注意的是，适应新环境需要时间，可能会有起起落落。应保持开放和灵活的态度，针对不可预见的挑战做好准备。时刻鼓励自己，即使是最小的进步也值得庆祝。认可自己的努力和成就，可以帮助建立自信和激发动力。

如果因为适应困难，实在难以维持，学生也千万不要勉强自己，应及时前往医疗机构复查，调整药物治疗方案或者回家休息。

适应复学生活对于心理疾病学生来说是一个循序渐进的过程，需要耐心、支持和策略。学校、家庭和社会的支持对于帮助这些学生成功过渡至关重要。希望每一个心理疾病学生都能成功复学，在校园中茁壮成长。

附录

中华人民共和国精神卫生法

（2012 年 10 月 26 日第十一届全国人民代表大会常务委员会第二十九次会议通过　根据 2018 年 4 月 27 日第十三届全国人民代表大会常务委员会第二次会议《关于修改〈中华人民共和国国境卫生检疫法〉等六部法律的决定》修正）

目录

第一章　总则

第一条　为了发展精神卫生事业，规范精神卫生服务，维护精神障碍患者的合法权益，制定本法。

第二条　在中华人民共和国境内开展维护和增进公民心理健康、预防和治疗精神障碍、促进精神障碍患者康复的活动，适用本法。

第三条　精神卫生工作实行预防为主的方针，坚持预防、治疗和康复相结合的原则。

第四条　精神障碍患者的人格尊严、人身和财产安全不受侵犯。

精神障碍患者的教育、劳动、医疗以及从国家和社会获得物质帮助等方面的合法权益受法律保护。

有关单位和个人应当对精神障碍患者的姓名、肖像、住址、工作单位、病历资料以及其他可能推断出其身份的信息予以保密；但是，依法履行职责需要公开的除外。

第五条　全社会应当尊重、理解、关爱精神障碍患者。

任何组织或者个人不得歧视、侮辱、虐待精神障碍患者，不得非法限制精神障碍患者的人身自由。

新闻报道和文学艺术作品等不得含有歧视、侮辱精神障碍患者的内容。

第六条　精神卫生工作实行政府组织领导、部门各负其责、家庭和单位尽力尽责、全社会共同参与的综合管理机制。

第七条　县级以上人民政府领导精神卫生工作，将其纳入国民经济和社会发展规划，建设和完善精神障碍的预防、治疗和康复服务体系，建立健全精神卫生工作协调机制和工作责任制，对有关部门承担的精神卫生工作进行考核、监督。

乡镇人民政府和街道办事处根据本地区的实际情况，组织开展预防精神障碍发生、促进精神障碍患者康复等工作。

第八条　国务院卫生行政部门主管全国的精神卫生工作。县级以上地方人民政府卫生行政部门主管本行政区域的精神卫生工作。

县级以上人民政府司法行政、民政、公安、教育、医疗保障等部门在各自职责范围内负责有关的精神卫生工作。

第九条　精神障碍患者的监护人应当履行监护职责，维护精神障碍患者的合法权益。

禁止对精神障碍患者实施家庭暴力，禁止遗弃精神障碍患者。

第十条　中国残疾人联合会及其地方组织依照法律、法规或者接受政府委托，动员社会力量，开展精神卫生工作。

村民委员会、居民委员会依照本法的规定开展精神卫生工作，并对所在地人民政府开展的精神卫生工作予以协助。

国家鼓励和支持工会、共产主义青年团、妇女联合会、红十字会、科学技术协会等团体依法开展精神卫生工作。

第十一条　国家鼓励和支持开展精神卫生专门人才的培养，维护精神卫生工作人员的合法权益，加强精神卫生专业队伍建设。

国家鼓励和支持开展精神卫生科学技术研究，发展现代医学、我国传统医学、心理学，提高精神障碍预防、诊断、治疗、康复的科学技术水平。

国家鼓励和支持开展精神卫生领域的国际交流与合作。

第十二条　各级人民政府和县级以上人民政府有关部门应当采取措施，鼓励和支持组织、个人提供精神卫生志愿服务，捐助精神卫生事业，兴建精神卫生公益设施。

对在精神卫生工作中作出突出贡献的组织、个人，按照国家有关规定给予表彰、奖励。

第二章　心理健康促进和精神障碍预防

第十三条　各级人民政府和县级以上人民政府有关部门应当采取措施，加强心理健康促进和精神障碍预防工作，提高公众心理健康水平。

第十四条　各级人民政府和县级以上人民政府有关部门制定的突发事件应急预案，应当包括心理援助的内容。发生突发事件，履行统一领导职责或者组织处置突发事件的人民政府应当根据突发事件的具体情况，按照应急预案的规定，组织开展心理援助工作。

第十五条　用人单位应当创造有益于职工身心健康的工作环境，关注职工的心理健康；对处于职业发展特定时期或者在特殊岗位工作的职工，应当有针对性地开展心理健康教育。

第十六条　各级各类学校应当对学生进行精神卫生知识教育；配备或者聘请心理健康教育教师、辅导人员，并可以设立心理健康辅导室，对学生进行心理健康教育。学前教育机构应当对幼儿开展符合其特点的心理健康教育。

发生自然灾害、意外伤害、公共安全事件等可能影响学生心理健康的事件，学校应当及时组织专业人员对学生进行心理援助。

教师应当学习和了解相关的精神卫生知识，关注学生心理健康状况，正确引导、激励学生。地方各级人民政府教育行政部门和学校应当重视教师心理健康。

学校和教师应当与学生父母或者其他监护人、近亲属沟通学生心理健康情况。

第十七条　医务人员开展疾病诊疗服务，应当按照诊断标准和治疗规范的要求，对就诊者进行心理健康指导；发现就诊者可能患有精神障碍的，应当建议其到符合本法规定的医疗机构就诊。

第十八条　监狱、看守所、拘留所、强制隔离戒毒所等场所，应当对服刑人员，被依法拘留、逮捕、强制隔离戒毒的人员等，开展精神卫生知识宣传，关注其心理健康状况，必要时提供心理咨询和心理辅导。

第十九条　县级以上地方人民政府人力资源社会保障、教育、卫生、司法行政、公安等部门应当在各自职责范围内分别对本法第十五条至第十八条规定的单位履行精神障碍预防义务的情况进行督促和指导。

第二十条　村民委员会、居民委员会应当协助所在地人民政府及其有关部门开展社区心理健康指导、精神卫生知识宣传教育活动，创建有益于居民身心健康的社区环境。

乡镇卫生院或者社区卫生服务机构应当为村民委员会、居民委员会开展社区心理健康指导、精神卫生知识宣传教育活动提供技术指导。

第二十一条　家庭成员之间应当相互关爱，创造良好、和睦的家庭环境，提高精神障碍预防意识；发现家庭成员可能患有精神障碍的，应当帮助其及时就诊，照顾其生活，做好看护管理。

第二十二条　国家鼓励和支持新闻媒体、社会组织开展精神卫生的公益性宣传，普及精神卫生知识，引导公众关注心理健康，预防精神障碍的发生。

第二十三条　心理咨询人员应当提高业务素质，遵守执业规范，为社会公众提供专业化的心理咨询服务。

心理咨询人员不得从事心理治疗或者精神障碍的诊断、治疗。

心理咨询人员发现接受咨询的人员可能患有精神障碍的，应当建议其到符合本法规定的医疗机构就诊。

心理咨询人员应当尊重接受咨询人员的隐私，并为其保守秘密。

第二十四条　国务院卫生行政部门建立精神卫生监测网络，实行严重精神障碍发病报告制度，组织开展精神障碍发生状况、发展趋势等的监测和专题调查工作。精神卫生监测和严重精神障碍发病报告管理办法，由国务院卫生行政部门制定。

国务院卫生行政部门应当会同有关部门、组织，建立精神卫生工作信息共享机制，实现信息互联互通、交流共享。

第三章　精神障碍的诊断和治疗

第二十五条　开展精神障碍诊断、治疗活动，应当具备下列条件，并依照医疗机构的管理规定办理有关手续：

（一）有与从事的精神障碍诊断、治疗相适应的精神科执业医师、护士；

（二）有满足开展精神障碍诊断、治疗需要的设施和设备；

（三）有完善的精神障碍诊断、治疗管理制度和质量监控制度。

从事精神障碍诊断、治疗的专科医疗机构还应当配备从事心理治疗的人员。

第二十六条　精神障碍的诊断、治疗，应当遵循维护患者合法权益、尊重患者人格尊严的原则，保障患者在现有条件下获得良好的精神卫生服务。

精神障碍分类、诊断标准和治疗规范，由国务院卫生行政部门组织制定。

第二十七条　精神障碍的诊断应当以精神健康状况为依据。

除法律另有规定外，不得违背本人意志进行确定其是否患有精神障碍的医学检查。

第二十八条　除个人自行到医疗机构进行精神障碍诊断外，疑似精神障碍患者的近亲属可以将其送往医疗机构进行精神障碍诊断。对查找不到近亲属的流浪乞讨疑似精神障碍患者，由当地民政等有关部门按照职责分工，帮助送往医疗机构进行精神障碍诊断。

疑似精神障碍患者发生伤害自身、危害他人安全的行为，或者有伤害自身、危害他人安全的危险的，其近亲属、所在单位、当地公安机关应当立即采取措施予以制止，并将其送往医疗机构进行精神障碍诊断。

医疗机构接到送诊的疑似精神障碍患者，不得拒绝为其作出诊断。

第二十九条　精神障碍的诊断应当由精神科执业医师作出。

医疗机构接到依照本法第二十八条第二款规定送诊的疑似精神障碍患者，应当将其留院，立即指派精神科执业医师进行诊断，并及时出具诊断结论。

第三十条　精神障碍的住院治疗实行自愿原则。

诊断结论、病情评估表明，就诊者为严重精神障碍患者并有下列情形之一的，应当对其实施住院治疗：

（一）已经发生伤害自身的行为，或者有伤害自身的危险的；

（二）已经发生危害他人安全的行为，或者有危害他人安全的危险的。

第三十一条　精神障碍患者有本法第三十条第二款第一项情形的，经其监护人同意，医疗机构应当对患者实施住院治疗；监护人不同意的，医疗机构不得对患者实施住院治疗。监护人应当对在家居住的患者做好看护管理。

第三十二条　精神障碍患者有本法第三十条第二款第二项情形，患者或者其监护人对需要住院治疗的诊断结论有异议，不同意对患者实施住院治疗的，可以要求再次诊断和鉴定。

依照前款规定要求再次诊断的，应当自收到诊断结论之日起三日内向原医疗机构或者其他具有合法资质的医疗机构提出。承担再次诊断的医疗机构应当在接到再次诊断要求后指派二名初次诊断医师以外的精神科执业医师进行再次诊断，并及时出具再次诊断结论。承担再次诊断的执业医师应当到收治患者的医疗机构面见、询问患者，该医疗机构应当予以配合。

对再次诊断结论有异议的，可以自主委托依法取得执业资质的鉴定机构进行精神障碍医学鉴定；医疗机构应当公示经公告的鉴定机构名单和联系方式。接受委托的鉴定机构应当指定本机构具有该鉴定事项执业资格的二名以上鉴定人共同进行鉴定，并及时出具鉴定报告。

第三十三条　鉴定人应当到收治精神障碍患者的医疗机构面见、询问患者，该医疗机构应当予以配合。

鉴定人本人或者其近亲属与鉴定事项有利害关系，可能影响其独立、客观、公正进行鉴定的，应当回避。

第三十四条　鉴定机构、鉴定人应当遵守有关法律、法规、规章的规定，尊重科学，恪守职业道德，按照精神障碍鉴定的实施程序、技术方法和操作规范，依法独立进行鉴定，出具客观、公正的鉴定报告。

鉴定人应当对鉴定过程进行实时记录并签名。记录的内容应当真实、客观、准确、完整，记录的文本或者声像载体应当妥善保存。

第三十五条　再次诊断结论或者鉴定报告表明，不能确定就诊者为严重精神障碍患者，或者患者不需要住院治疗的，医疗机构不得对其实施住院治疗。

再次诊断结论或者鉴定报告表明，精神障碍患者有本法第三十条第二款第二项情形的，其监护人应当同意对患者实施住院治疗。监护人阻碍实施住院治疗或者患者擅自脱离住院治疗的，可以由公安机关协助医疗机构采取措施对患者实施住院治疗。

在相关机构出具再次诊断结论、鉴定报告前，收治精神障碍患者的医疗机构应当按照诊疗规范的要求对患者实施住院治疗。

第三十六条　诊断结论表明需要住院治疗的精神障碍患者，本人没有能力办理住院手续的，由其监护人办理住院手续；患者属于查找不到监护人的流浪乞讨人员的，由送诊的有关部门办理住院手续。

精神障碍患者有本法第三十条第二款第二项情形，其监护人不办理住院手续的，由患者所在单位、村民委员会或者居民委员会办理住院手续，并由医疗机构在患者病历中予以记录。

第三十七条　医疗机构及其医务人员应当将精神障碍患者在诊断、治疗过程中享有的权利，告知患者或者其监护人。

第三十八条　医疗机构应当配备适宜的设施、设备，保护就诊和住院治疗的精神障碍患者的人身安全，防止其受到伤害，并为住院患者创造尽可能接近正常生活的环境和条件。

第三十九条　医疗机构及其医务人员应当遵循精神障碍诊断标准和治疗规范，制定治疗方案，并向精神障碍患者或者其监护人告知治疗方案和治疗方法、目的以及可能产生的后果。

第四十条　精神障碍患者在医疗机构内发生或者将要发生伤害自身、危害他人安全、扰乱医疗秩序的行为，医疗机构及其医务人员在没有其他可替代措施的情况下，可以实施约束、隔离等保护性医疗措施。实施保护性医疗措施应当遵循诊断标准和治疗规范，并在实施后告知患者的监护人。

禁止利用约束、隔离等保护性医疗措施惩罚精神障碍患者。

第四十一条　对精神障碍患者使用药物，应当以诊断和治疗为目的，使用安全、有效的药物，不得为诊断或者治疗以外的目的使用药物。

医疗机构不得强迫精神障碍患者从事生产劳动。

第四十二条　禁止对依照本法第三十条第二款规定实施住院治疗的精神障碍患者实施以治疗精神障碍为目的的外科手术。

第四十三条　医疗机构对精神障碍患者实施下列治疗措施，应当向患者或者其监护人告知医疗风险、替代医疗方案等情况，并取得患者的书面同意；无法取得患者意见的，应当取得其监护人的书面同意，并经本医疗机构伦理委员会批准：

（一）导致人体器官丧失功能的外科手术；

（二）与精神障碍治疗有关的实验性临床医疗。

实施前款第一项治疗措施，因情况紧急查找不到监护人的，应当取得本医疗机构负责人和伦理委员会批准。

禁止对精神障碍患者实施与治疗其精神障碍无关的实验性临床医疗。

第四十四条　自愿住院治疗的精神障碍患者可以随时要求出院，医疗机构应当同意。

对有本法第三十条第二款第一项情形的精神障碍患者实施住院治疗的，监护人可以随时要求患者出院，医疗机构应当同意。

医疗机构认为前两款规定的精神障碍患者不宜出院的，应当告知不宜出院的理由；患者或者其监护人仍要求出院的，执业医师应当在病历资料中详细记录告知的过程，同时提出出院后的医学建议，患者或者其监护人应当签字确认。

对有本法第三十条第二款第二项情形的精神障碍患者实施住院治疗，医疗机构认为患者可以出院的，应当立即告知患者及其监护人。

医疗机构应当根据精神障碍患者病情，及时组织精神科执业医师对依照本法第三十条第二款规定实施住院治疗的患者进行检查评估。评估结果表明患者不需要继续住院治疗的，医疗机构应当立即通知患者及其监护人。

　　第四十五条　精神障碍患者出院，本人没有能力办理出院手续的，监护人应当为其办理出院手续。

　　第四十六条　医疗机构及其医务人员应当尊重住院精神障碍患者的通讯和会见探访者等权利。除在急性发病期或者为了避免妨碍治疗可以暂时性限制外，不得限制患者的通讯和会见探访者等权利。

　　第四十七条　医疗机构及其医务人员应当在病历资料中如实记录精神障碍患者的病情、治疗措施、用药情况、实施约束、隔离措施等内容，并如实告知患者或者其监护人。患者及其监护人可以查阅、复制病历资料；但是，患者查阅、复制病历资料可能对其治疗产生不利影响的除外。病历资料保存期限不得少于三十年。

　　第四十八条　医疗机构不得因就诊者是精神障碍患者，推诿或者拒绝为其治疗属于本医疗机构诊疗范围的其他疾病。

　　第四十九条　精神障碍患者的监护人应当妥善看护未住院治疗的患者，按照医嘱督促其按时服药、接受随访或者治疗。村民委员会、居民委员会、患者所在单位等应当依患者或者其监护人的请求，对监护人看护患者提供必要的帮助。

　　第五十条　县级以上地方人民政府卫生行政部门应当定期就下列事项对本行政区域内从事精神障碍诊断、治疗的医疗机构进行检查：

　　（一）相关人员、设施、设备是否符合本法要求；

（二）诊疗行为是否符合本法以及诊断标准、治疗规范的规定；

（三）对精神障碍患者实施住院治疗的程序是否符合本法规定；

（四）是否依法维护精神障碍患者的合法权益。

县级以上地方人民政府卫生行政部门进行前款规定的检查，应当听取精神障碍患者及其监护人的意见；发现存在违反本法行为的，应当立即制止或者责令改正，并依法作出处理。

第五十一条　心理治疗活动应当在医疗机构内开展。专门从事心理治疗的人员不得从事精神障碍的诊断，不得为精神障碍患者开具处方或者提供外科治疗。心理治疗的技术规范由国务院卫生行政部门制定。

第五十二条　监狱、强制隔离戒毒所等场所应当采取措施，保证患有精神障碍的服刑人员、强制隔离戒毒人员等获得治疗。

第五十三条　精神障碍患者违反治安管理处罚法或者触犯刑法的，依照有关法律的规定处理。

第四章　精神障碍的康复

第五十四条　社区康复机构应当为需要康复的精神障碍患者提供场所和条件，对患者进行生活自理能力和社会适应能力等方面的康复训练。

第五十五条　医疗机构应当为在家居住的严重精神障碍患者提供精神科基本药物维持治疗，并为社区康复机构提供有关精神障碍康复的技术指导和支持。

社区卫生服务机构、乡镇卫生院、村卫生室应当建立严重精神障碍患者的健康档案，对在家居住的严重精神障碍患者进行定期随访，指导患者服药和开展康复训练，并对患者的监护人进行精神卫生知识和看护知识的培训。县级人民政府卫生行政部门应当为社区卫生服务机构、乡镇卫生院、村卫生室开展上述工作给予指导和培训。

第五十六条　村民委员会、居民委员会应当为生活困难的精神障碍患者家庭提供帮助，并向所在地乡镇人民政府或者街道办事处以及县级人民政府有关部门反映患者及其家庭的情况和要求，帮助其解决实际困难，为患者融入社会创造条件。

第五十七条　残疾人组织或者残疾人康复机构应当根据精神障碍患者康复的需要，组织患者参加康复活动。

第五十八条　用人单位应当根据精神障碍患者的实际情况，安排患者从事力所能及的工作，保障患者享有同等待遇，安排患者参加必要的职业技能培训，提高患者的就业能力，为患者创造适宜的工作环境，对患者在工作中取得的成绩予以鼓励。

第五十九条　精神障碍患者的监护人应当协助患者进行生活自理能力和社会适应能力等方面的康复训练。

精神障碍患者的监护人在看护患者过程中需要技术指导的，社区卫生服务机构或者乡镇卫生院、村卫生室、社区康复机构应当提供。

第五章　保障措施

第六十条　县级以上人民政府卫生行政部门会同有关部门依

据国民经济和社会发展规划的要求，制定精神卫生工作规划并组织实施。

精神卫生监测和专题调查结果应当作为制定精神卫生工作规划的依据。

第六十一条　省、自治区、直辖市人民政府根据本行政区域的实际情况，统筹规划，整合资源，建设和完善精神卫生服务体系，加强精神障碍预防、治疗和康复服务能力建设。

县级人民政府根据本行政区域的实际情况，统筹规划，建立精神障碍患者社区康复机构。

县级以上地方人民政府应当采取措施，鼓励和支持社会力量举办从事精神障碍诊断、治疗的医疗机构和精神障碍患者康复机构。

第六十二条　各级人民政府应当根据精神卫生工作需要，加大财政投入力度，保障精神卫生工作所需经费，将精神卫生工作经费列入本级财政预算。

第六十三条　国家加强基层精神卫生服务体系建设，扶持贫困地区、边远地区的精神卫生工作，保障城市社区、农村基层精神卫生工作所需经费。

第六十四条　医学院校应当加强精神医学的教学和研究，按照精神卫生工作的实际需要培养精神医学专门人才，为精神卫生工作提供人才保障。

第六十五条　综合性医疗机构应当按照国务院卫生行政部门的规定开设精神科门诊或者心理治疗门诊，提高精神障碍预防、诊断、治疗能力。

第六十六条　医疗机构应当组织医务人员学习精神卫生知识和相关法律、法规、政策。

从事精神障碍诊断、治疗、康复的机构应当定期组织医务人员、工作人员进行在岗培训，更新精神卫生知识。

县级以上人民政府卫生行政部门应当组织医务人员进行精神卫生知识培训，提高其识别精神障碍的能力。

第六十七条　师范院校应当为学生开设精神卫生课程；医学院校应当为非精神医学专业的学生开设精神卫生课程。

县级以上人民政府教育行政部门对教师进行上岗前和在岗培训，应当有精神卫生的内容，并定期组织心理健康教育教师、辅导人员进行专业培训。

第六十八条　县级以上人民政府卫生行政部门应当组织医疗机构为严重精神障碍患者免费提供基本公共卫生服务。

精神障碍患者的医疗费用按照国家有关社会保险的规定由基本医疗保险基金支付。医疗保险经办机构应当按照国家有关规定将精神障碍患者纳入城镇职工基本医疗保险、城镇居民基本医疗保险或者新型农村合作医疗的保障范围。县级人民政府应当按照国家有关规定对家庭经济困难的严重精神障碍患者参加基本医疗保险给予资助。医疗保障、财政等部门应当加强协调，简化程序，实现属于基本医疗保险基金支付的医疗费用由医疗机构与医疗保险经办机构直接结算。

精神障碍患者通过基本医疗保险支付医疗费用后仍有困难，或者不能通过基本医疗保险支付医疗费用的，医疗保障部门应当优先给予医疗救助。

第六十九条　对符合城乡最低生活保障条件的严重精神障碍患者，民政部门应当会同有关部门及时将其纳入最低生活保障。

对属于农村五保供养对象的严重精神障碍患者，以及城市中无劳动能力、无生活来源且无法定赡养、抚养、扶养义务人，或者其法定赡养、抚养、扶养义务人无赡养、抚养、扶养能力的严重精神障碍患者，民政部门应当按照国家有关规定予以供养、救助。

前两款规定以外的严重精神障碍患者确有困难的，民政部门可以采取临时救助等措施，帮助其解决生活困难。

第七十条　县级以上地方人民政府及其有关部门应当采取有效措施，保证患有精神障碍的适龄儿童、少年接受义务教育，扶持有劳动能力的精神障碍患者从事力所能及的劳动，并为已经康复的人员提供就业服务。

国家对安排精神障碍患者就业的用人单位依法给予税收优惠，并在生产、经营、技术、资金、物资、场地等方面给予扶持。

第七十一条　精神卫生工作人员的人格尊严、人身安全不受侵犯，精神卫生工作人员依法履行职责受法律保护。全社会应当尊重精神卫生工作人员。

县级以上人民政府及其有关部门、医疗机构、康复机构应当采取措施，加强对精神卫生工作人员的职业保护，提高精神卫生工作人员的待遇水平，并按照规定给予适当的津贴。精神卫生工作人员因工致伤、致残、死亡的，其工伤待遇以及抚恤按照国家有关规定执行。

第六章　法律责任

第七十二条　县级以上人民政府卫生行政部门和其他有关部门未依照本法规定履行精神卫生工作职责，或者滥用职权、玩忽职守、徇私舞弊的，由本级人民政府或者上一级人民政府有关部门责令改正，通报批评，对直接负责的主管人员和其他直接责任人员依法给予警告、记过或者记大过的处分；造成严重后果的，给予降级、撤职或者开除的处分。

第七十三条　不符合本法规定条件的医疗机构擅自从事精神障碍诊断、治疗的，由县级以上人民政府卫生行政部门责令停止相关诊疗活动，给予警告，并处五千元以上一万元以下罚款，有违法所得的，没收违法所得；对直接负责的主管人员和其他直接责任人员依法给予或者责令给予降低岗位等级或者撤职、开除的处分；对有关医务人员，吊销其执业证书。

第七十四条　医疗机构及其工作人员有下列行为之一的，由县级以上人民政府卫生行政部门责令改正，给予警告；情节严重的，对直接负责的主管人员和其他直接责任人员依法给予或者责令给予降低岗位等级或者撤职、开除的处分，并可以责令有关医务人员暂停一个月以上六个月以下执业活动：

（一）拒绝对送诊的疑似精神障碍患者作出诊断的；

（二）对依照本法第三十条第二款规定实施住院治疗的患者未及时进行检查评估或者未根据评估结果作出处理的。

第七十五条　医疗机构及其工作人员有下列行为之一的，由县级以上人民政府卫生行政部门责令改正，对直接负责的主管人员和其他直接责任人员依法给予或者责令给予降低岗位等级或者撤职的处分；对有关医务人员，暂停六个月以上一年以下执业活动；情节严重的，给予或者责令给予开除的处分，并吊销有关医务人员的执业证书：

（一）违反本法规定实施约束、隔离等保护性医疗措施的；

（二）违反本法规定，强迫精神障碍患者劳动的；

（三）违反本法规定对精神障碍患者实施外科手术或者实验性临床医疗的；

（四）违反本法规定，侵害精神障碍患者的通讯和会见探访者等权利的；

（五）违反精神障碍诊断标准，将非精神障碍患者诊断为精神障碍患者的。

第七十六条　有下列情形之一的，由县级以上人民政府卫生行政部门、工商行政管理部门依据各自职责责令改正，给予警告，并处五千元以上一万元以下罚款，有违法所得的，没收违法所得；造成严重后果的，责令暂停六个月以上一年以下执业活动，直至吊销执业证书或者营业执照：

（一）心理咨询人员从事心理治疗或者精神障碍的诊断、治疗的；

（二）从事心理治疗的人员在医疗机构以外开展心理治疗活动的；

（三）专门从事心理治疗的人员从事精神障碍的诊断的；

（四）专门从事心理治疗的人员为精神障碍患者开具处方或者提供外科治疗的。

心理咨询人员、专门从事心理治疗的人员在心理咨询、心理治疗活动中造成他人人身、财产或者其他损害的，依法承担民事责任。

第七十七条　有关单位和个人违反本法第四条第三款规定，给精神障碍患者造成损害的，依法承担赔偿责任；对单位直接负责的主管人员和其他直接责任人员，还应当依法给予处分。

第七十八条　违反本法规定，有下列情形之一，给精神障碍患者或者其他公民造成人身、财产或者其他损害的，依法承担赔偿责任：

（一）将非精神障碍患者故意作为精神障碍患者送入医疗机构治疗的；

（二）精神障碍患者的监护人遗弃患者，或者有不履行监护职责的其他情形的；

（三）歧视、侮辱、虐待精神障碍患者，侵害患者的人格尊严、人身安全的；

（四）非法限制精神障碍患者人身自由的；

（五）其他侵害精神障碍患者合法权益的情形。

第七十九条　医疗机构出具的诊断结论表明精神障碍患者应当住院治疗而其监护人拒绝，致使患者造成他人人身、财产损害的，或者患者有其他造成他人人身、财产损害情形的，其监护人依法承担民事责任。

第八十条　在精神障碍的诊断、治疗、鉴定过程中，寻衅滋事，阻挠有关工作人员依照本法的规定履行职责，扰乱医疗机构、鉴定机构工作秩序的，依法给予治安管理处罚。

违反本法规定，有其他构成违反治安管理行为的，依法给予治安管理处罚。

第八十一条　违反本法规定，构成犯罪的，依法追究刑事责任。

第八十二条　精神障碍患者或者其监护人、近亲属认为行政机关、医疗机构或者其他有关单位和个人违反本法规定侵害患者合法权益的，可以依法提起诉讼。

第七章　附则

第八十三条　本法所称精神障碍，是指由各种原因引起的感知、情感和思维等精神活动的紊乱或者异常，导致患者明显的心理痛苦或者社会适应等功能损害。

本法所称严重精神障碍，是指疾病症状严重，导致患者社会适应等功能严重损害、对自身健康状况或者客观现实不能完整认识，或者不能处理自身事务的精神障碍。

本法所称精神障碍患者的监护人，是指依照民法通则的有关规定可以担任监护人的人。

第八十四条　军队的精神卫生工作，由国务院和中央军事委员会依据本法制定管理办法。

第八十五条　本法自 2013 年 5 月 1 日起施行。